Jonathan Wilson

Auto-diagnostic médical avec système

Des méthodes scientifiquement fondées pour évaluer sa propre santé

bup

Jonathan Wilson

Auto-diagnostic médical avec système
Des méthodes scientifiquement fondées pour évaluer sa propre santé

ISBN 978-3-69035-532-2

Numéro de commande : 2003.3
Également en eBook
(978-3-69035-537-7)

Bremen University Press, 2025.
Fahrenheitstr. 11
28359 Bremen
bup@bremenuniversitypress.com
www.bremenuniversitypress.com
L'utilisation du manuscrit, en tout ou en partie, sans l'accord écrit préalable de la maison d'édition est interdite.

Jonathan Wilson

Auto-diagnostic médical avec système

Des méthodes scientifiquement fondées
pour évaluer sa propre santé

Table des matières

1.	INTRODUCTION	8
1.1.	Pourquoi un autodiagnostic ? Pour qui ?	8
1.2.	Importance de l'autodiagnostic dans le système de santé moderne	11
1.3	Bases scientifiques et pratiques d'une auto-observation structurée	14
1.4	Groupe cible du livre et possibilités d'application	17
2.	LES BASES DE L'AUTODIAGNOSTIC	21
2.1	La signification des symptômes et leur interprétation	21
2.2	Différence entre les troubles aigus, subaigus et chroniques	25
2.3	Symptômes physiques vs. psychiques : Interactions et malentendus	28
2.4	Pourquoi les erreurs de diagnostic par des profanes sont fréquentes et comment les éviter	31
3.	LA BONNE MÉTHODE D'AUTODIAGNOSTIC	35
3.1	Observation systématique : comment enregistrer correctement les symptômes	35
3.2	Tenue d'un journal pour l'évaluation des symptômes	38
3.3	Influence des émotions, du stress et des attentes sur la perception	44
3.4	Quand l'auto-observation est utile et quand elle conduit à l'erreur	47
4.	LES SYSTÈMES CORPORELS ET LEURS MALADIES LES PLUS COURANTES	51
4.1	Système respiratoire : dyspnée, toux, douleurs thoraciques - causes possibles et différenciation	51

4.1.1.	Détresse respiratoire	51
4.1.2.	Toux	56
4.1.3.	Douleurs à la poitrine	59
4.2	**système cardiovasculaire : variations de la tension artérielle, vertiges, oppression thoracique**	**63**
4.2.1.	Variations de la tension artérielle	63
4.2.2.	Vertiges	68
4.2.3.	Poitrine étroite	71
4.3	**Système digestif : nausées, diarrhée, ballonnements, brûlures d'estomac - qu'est-ce qui se cache derrière ?**	**75**
4.3.1.	Nausées	76
4.3.2.	Diarrhée	80
4.3.3.	Flatulences	84
4.3.4.	Brûlures d'estomac	88
4.4	**Appareil locomoteur : douleurs articulaires, crampes musculaires, maux de dos**	**92**
4.4.1.	Douleurs articulaires	93
4.4.2.	Crampes musculaires	97
4.4.3.	Maux de dos	100
4.5	**Peau et muqueuses : maladies dermatologiques et systémiques**	**104**
4.5.1.	Éruptions cutanées	105
4.5.2.	Démangeaisons	109
4.5.3.	Changements de couleur	114
4.6	**Symptômes neurologiques : maux de tête, engourdissement, vertiges**	**116**

4.6.1.	Maux de tête et migraines	116
4.6.2.	Sensations d'engourdissement	120
4.6.3.	Vertiges	122
4.7	**Troubles hormonaux et métaboliques : Fatigue, variations de poids, sautes d'humeur**	**124**
4.7.1.	Fatigue	125
4.7.2.	Variations de poids	128
4.7.3.	Sautes d'humeur	133
4.8	**Les troubles psychosomatiques : Comment le corps et le psychisme s'influencent mutuellement**	**138**
4.8.1.	Stress	138
4.8.2.	Peur	143
4.8.3.	Tractus gastro-intestinal	147
4.8.3.	Douleurs	152
5.	**LA LISTE DE CONTRÔLE POUR L'AUTODIAGNOSTIC**	**157**
a.	Saisir précisément les symptômes	157
b.	Reconnaître le lien temporel et les modèles	158
c.	Identifier les facteurs d'influence	158
d.	Évaluation de l'urgence	159
e.	Documentation pour une meilleure évaluation	159
f.	Recherche d'informations et réflexion critique	160
g.	Décider de la marche à suivre	160
6.	**INSTRUCTIONS STRUCTURÉES POUR UNE MISE EN ŒUVRE CORRECTE**	**162**
6.2	Questions importantes pour l'auto-évaluation des symptômes	165

6.3	Comment évaluer de manière réaliste la gravité des symptômes	168
6.4	Quand un examen médical est indispensable	171
7.	**LE BON USAGE DES INFORMATIONS MÉDICALES**	**175**
7.1	Comment distinguer les informations sérieuses sur la santé des informations erronées	175
7.2	Le rôle de la recherche sur Internet, des applications médicales et des vérificateurs de symptômes en ligne	178
7.3	Pourquoi les rapports d'expérience et les avis de profanes sont souvent trompeurs	181
7.4	Les meilleures sources scientifiques pour des informations de santé fondées	185
8.	**AUTO-DIAGNOSTIC ET CONSULTATION MÉDICALE**	**191**

1. Introduction

1.1. Pourquoi un autodiagnostic ? Pour qui ?

La capacité à reconnaître les maladies de manière autonome et à classer correctement les symptômes est un sujet d'importance croissante.

L'accès aux informations médicales s'est considérablement élargi grâce à l'avancée de la numérisation, à la disponibilité de bases de données en ligne et à l'utilisation de l'intelligence artificielle. Cette évolution représente à la fois une grande opportunité et un défi considérable.

Alors qu'auparavant, les patients dépendaient exclusivement de l'évaluation des médecins, ils ont aujourd'hui la possibilité de rechercher eux-mêmes une multitude d'informations, de comparer les symptômes avec les connaissances médicales et de procéder sur cette base à une première évaluation de leur propre situation de santé. Il en résulte une nouvelle conception de la médecine qui modifie non seulement la relation entre le médecin et le patient, mais qui a également des conséquences importantes pour l'ensemble des soins de santé.

L'un des moteurs de l'autodiagnostic est le besoin accru d'autonomie en matière de santé. De nombreuses personnes souhaitent disposer d'une base de décision solide avant de demander un avis médical ou d'envisager une intervention médicale. Ce ne sont pas seulement des considérations pratiques qui entrent en ligne de compte, comme le fait d'éviter de longs délais d'attente ou de ne pas savoir si une consultation médicale est nécessaire, mais aussi le besoin de contrôler son propre corps et son propre bien-être. Les personnes atteintes de maladies chroniques ou de maladies rares ou difficiles à diagnostiquer, en particulier, ont souvent besoin de se pencher elles-mêmes de manière approfondie sur leurs symptômes et leurs causes possibles.

Le développement de l'autodiagnostic est étroitement lié aux progrès technologiques. Les applications numériques de santé, les algorithmes intelligents d'analyse des symptômes et les outils de diagnostic portables permettent aux individus d'acquérir des connaissances médicales qui n'étaient auparavant accessibles qu'aux professionnels de la santé. En même temps, il existe des limites et des risques évidents liés à l'évaluation autonome des maladies. Des interprétations erronées, des informations inexactes ou une reprise non critique de sources peuvent conduire à une mauvaise évaluation des symptômes, ce qui peut soit susciter des craintes inutiles, soit entraîner une sous-estimation dangereuse de maladies graves.

L'autodiagnostic est avant tout un moyen d'orientation. Il permet aux patients de s'informer sur les tableaux cliniques possibles, de percevoir plus consciemment leurs propres symptômes et de développer une compréhension fondamentale de leur propre santé. Cela peut être particulièrement utile dans les situations où une consultation médicale immédiate n'est pas possible ou lorsqu'une première évaluation est nécessaire pour choisir les prochaines étapes. De nombreuses personnes utilisent également l'autodiagnostic pour se préparer de manière ciblée à un entretien avec un professionnel de la santé, en formulant à l'avance des questions pertinentes ou en recherchant des informations spécifiques susceptibles de contribuer à l'établissement d'un diagnostic.

L'autodiagnostic est particulièrement pertinent pour les personnes confrontées à des symptômes récurrents ou difficiles à diagnostiquer. Les patients atteints de maladies rares rapportent souvent qu'ils sont confrontés à de nombreuses erreurs de diagnostic au cours de leur parcours vers le bon diagnostic, ce qui leur fait perdre un temps précieux. Dans de tels cas, une recherche personnelle informée peut contribuer à trouver les bons spécialistes ou à orienter de manière ciblée vers certains examens. De même, les personnes souffrant d'affections chroniques ont souvent intérêt à s'intéresser de près à leurs propres symptômes, car cela leur permet de percevoir à temps les changements ou les aggravations et de réagir en conséquence.

Malgré les avantages potentiels, il existe des limites claires à l'autodiagnostic. Les connaissances médicales reposent sur des examens détaillés, des connaissances scientifiques et l'expérience de spécialistes qui ne peuvent pas être remplacés par une recherche superficielle sur Internet . L'interprétation des symptômes nécessite une approche différenciée qui ne peut être garantie que par des connaissances médicales approfondies. De plus, les patients risquent de s'inquiéter en s'autodiagnostiquant de manière excessive ou de tomber dans une sorte de fixation diagnostique, source de stress inutile.

Pourtant, l'autodiagnostic est aujourd'hui de plus en plus une composante inévitable du système de santé moderne. Le défi consiste à trouver un équilibre entre la responsabilité personnelle informée et l'évaluation médicale professionnelle.

1.2. Importance de l'autodiagnostic dans le système de santé moderne

L'autodiagnostic a pris de plus en plus d'importance au cours des dernières décennies et est devenu une partie intégrante des soins de santé modernes.

La disponibilité des informations médicales sur Internet, l'accès aux applications de santé numériques et les progrès de l'intelligence artificielle ont permis aux patients de ne plus dépendre exclusivement de l'évaluation des professionnels de la santé, mais de participer eux-mêmes activement à l'évaluation de leur état de santé. Cette évolution est le résultat d'un changement sociétal marqué par une sensibilisation accrue à la santé, une individualisation croissante des décisions médicales et un scepticisme croissant à l'égard des systèmes de santé traditionnels.

La responsabilisation croissante des patients a des conséquences importantes pour le système de santé. Alors qu'auparavant, le rôle du médecin en tant qu'unique décideur était central, la relation entre le médecin et le patient s'est déplacée dans une direction de partenariat. Les patients entrent aujourd'hui plus informés dans les entretiens avec les médecins, apportent leurs propres hypothèses pour établir un diagnostic et remettent en question les recommandations médicales dans une mesure encore inimaginable il y a quelques décennies. Cette évolution conduit d'une part à une meilleure information des patients et à une perception plus consciente des symptômes, mais d'autre part aussi à des défis dans la pratique médicale quotidienne, car les médecins sont de plus en plus confrontés à des patients pré-informés ou déstabilisés par des autodiagnostics erronés.

L'un des principaux avantages de l'autodiagnostic réside dans la possibilité de détecter précocement les problèmes de santé. De nombreuses personnes utilisent des vérificateurs de symptômes numériques ou des plateformes médicales pour obtenir les premiers indices de maladies potentielles avant même de consulter un médecin. Dans certains cas, cela peut contribuer à accélérer l'établissement d'un diagnostic en permettant aux patients de prêter une attention ciblée à certains symptômes et de collecter rapidement des informations pertinentes sur . En particulier dans le cas de maladies chroniques ou difficiles à diagnostiquer, une auto-observation fondée peut contribuer à trouver plus rapidement le bon diagnostic.

En même temps, l'autodiagnostic comporte des risques considérables. L'interprétation des symptômes requiert des connaissances médicales qui vont au-delà de la simple connaissance des tableaux cliniques. Le risque de mal classer les symptômes ou de sous-estimer les maladies graves est grand, surtout lorsque les informations médicales proviennent de sources peu sérieuses ou que des informations erronées sont diffusées dans les médias sociaux. Un autre défi réside dans le fait que la recherche personnelle conduit souvent à ce que l'on appelle une fixation diagnostique, dans laquelle les patients se sentent convaincus d'une certaine maladie et influencent ainsi leur perception objective. Cela peut conduire à la fois à des peurs inutiles et à une recherche d'aide médicale mal orientée.

La numérisation a fait passer l'autodiagnostic à un niveau supérieur. Les technologies modernes permettent aux patients de saisir en continu leurs données de santé, de documenter leurs symptômes en temps réel et de recourir à des analyses basées sur l'intelligence artificielle. Les applications de santé intelligentes, les outils de diagnostic portables et les plateformes numériques pour les consultations de télémédecine facilitent l'accès aux connaissances médicales et contribuent à ce que les patients puissent prendre des décisions plus éclairées concernant leur santé. Cette évolution se traduit notamment par la multiplication des offres de télémédecine, qui permettent d'établir des diagnostics à distance et de réaliser des consultations médicales via des canaux numériques.

Malgré les avantages de l'autodiagnostic, l'expertise médicale reste irremplaçable. Le défi pour le système de santé moderne est de trouver un équilibre entre la responsabilité personnelle des patients et la nécessité d'un diagnostic médical professionnel. L'avenir de l'autodiagnostic dépendra donc en grande partie de la capacité à donner aux patients les moyens d'évaluer leur propre santé de manière compétente, sans pour autant dépasser les limites de l'autoévaluation. Le développement d'outils numériques dont la qualité est garantie, l'intégration de l'intelligence artificielle dans le diagnostic et la promotion d'une meilleure culture sanitaire sont des facteurs décisifs pour que l'autodiagnostic puisse se faire d'une manière qui profite à la fois aux individus et au système de santé dans son ensemble.

1.3 Bases scientifiques et pratiques d'une auto-observation structurée

La capacité d'auto-observation structurée est une condition essentielle pour un auto-diagnostic fondé. Elle nécessite non seulement une perception consciente des changements physiques et psychiques, mais aussi une procédure systématique pour classer les symptômes. Les connaissances scientifiques issues de la médecine, de la psychologie et des sciences de la santé montrent qu'une auto-observation objective est possible si certains principes méthodologiques sont respectés. Cela suppose une compréhension fondamentale des paramètres pertinents pour la santé, de l'évolution des changements sur une période donnée et des facteurs susceptibles d'influencer la perception des symptômes.

La perception consciente des signaux corporels est un élément essentiel de l'auto-observation structurée. Le corps humain envoie en permanence des informations sur son état, mais celles-ci ne doivent pas toujours être interprétées immédiatement comme des symptômes de maladie. Les troubles subjectifs ne correspondent pas nécessairement à des causes organiques objectives. La perception de la douleur, du malaise ou de l'épuisement peut être influencée par de nombreux facteurs, dont le stress émotionnel, les conditions environnementales ou les attentes individuelles. Une auto-observation structurée vise donc à ne pas considérer les symptômes de manière isolée, mais en relation avec d'autres changements physiques et psychiques.

La mise en œuvre pratique d'une auto-observation systématique nécessite une documentation continue des symptômes et des facteurs d'influence. Les résultats de la recherche médicale montrent que des enregistrements réguliers des sensations physiques, des changements dans la vie quotidienne ou des influences externes contribuent à identifier des modèles et à mieux comprendre les relations. Dans la pratique clinique, on utilise à cet effet des journaux, des questionnaires standardisés et des applications numériques qui permettent de suivre l'évolution des symptômes sur une longue période. Une telle documentation peut également contribuer à améliorer la communication avec les professionnels de la santé en recueillant des informations pertinentes avant même une consultation médicale.

Un aspect central des bases scientifiques de l'autodiagnostic est la prise en compte des distorsions cognitives qui peuvent influencer la perception et l'interprétation des symptômes. En psychologie médicale, il est décrit que les personnes ont tendance à évaluer différemment les troubles physiques en fonction de leurs expériences antérieures, de leurs attentes ou de leur état émotionnel. Cela peut conduire à surinterpréter des symptômes anodins ou à sous-estimer les signes sérieux d'une maladie. Des études montrent que des méthodes ciblées permettant d'objectiver sa propre perception peuvent contribuer à éviter les erreurs de diagnostic. L'une de ces méthodes consiste à comparer ses propres symptômes à des critères cliniques établis afin de déterminer si certains troubles sont effectivement le signe d'une maladie grave ou s'ils sont éventuellement dus à des influences extérieures passagères.

L'auto-observation structurée se base également sur la connaissance des rythmes biologiques et des variabilités individuelles. Les connaissances issues de la chronométrie montrent que de nombreux symptômes sont soumis à des variations naturelles et n'indiquent pas toujours une maladie. Par exemple, la pression artérielle, le taux d'hormones ou les processus métaboliques sont soumis à des changements en fonction de l'heure du jour, dont il faut tenir compte lors d'un autodiagnostic. Un examen différencié de ces relations peut contribuer à éviter des conclusions hâtives erronées et à permettre une évaluation plus réaliste de sa propre situation de santé.

Les expériences pratiques tirées du quotidien clinique montrent que les patients qui documentent leurs symptômes de manière structurée et les observent consciemment sont souvent en mesure de fournir une description plus précise de leurs troubles. Cela facilite non seulement le diagnostic médical, mais peut également aider à choisir les mesures thérapeutiques appropriées. Une formation ciblée à l'auto-observation structurée peut contribuer à réduire les erreurs de diagnostic et à favoriser une évaluation fondée de sa propre santé. Le défi consiste à trouver un équilibre entre une auto-observation informée et l'expertise médicale nécessaire pour tirer le meilleur parti des avantages de l'auto-diagnostic, sans pour autant dépasser les limites de l'auto-évaluation.

1.4 Groupe cible du livre et possibilités d'application

Le groupe cible de ce livre comprend un large éventail de personnes qui souhaitent se pencher sur le thème de l'autodiagnostic. Il s'adresse aux personnes qui souhaitent être plus conscientes de leur propre santé et se familiariser avec les possibilités et les limites d'un diagnostic autonome. Il s'agit aussi bien de personnes qui observent occasionnellement des symptômes et souhaitent mieux en évaluer la signification que de personnes qui souffrent de maladies chroniques ou difficiles à diagnostiquer et qui sont donc tributaires d'une auto-observation systématique. Les proches des patients qui jouent un rôle de soutien dans les soins de santé bénéficient également d'une compréhension approfondie des principes de l'autodiagnostic.

Un autre groupe cible important est constitué par les personnes qui, en raison de contraintes géographiques, financières ou organisationnelles, n'ont pas accès à tout moment aux soins médicaux et sont donc obligées d'évaluer d'abord elles-mêmes leurs symptômes. Dans de nombreuses régions, en particulier dans les zones rurales ou dans les pays où l'infrastructure médicale est limitée, l'accès immédiat à soins médicaux n'est pas toujours disponible. Dans de tels cas, une auto-observation fondée peut contribuer à mieux évaluer l'urgence d'une consultation médicale et à prendre les mesures appropriées.

Les personnes actives qui, en raison de leur mode de vie, n'ont que des possibilités limitées de recourir régulièrement à des examens médicaux, constituent un autre groupe qui peut bénéficier d'une approche structurée de l'autodiagnostic. Le manque de temps, les obligations professionnelles ou d'autres priorités font souvent que les symptômes ne sont pas examinés rapidement par un médecin. Une auto-observation fondée peut aider à reconnaître à temps les signes de changements de santé et à prendre une décision ciblée sur la marche à suivre.

Les personnes ayant un intérêt marqué pour la santé, la prévention et les connaissances médicales font également partie du groupe cible de ce livre. De nombreuses personnes s'intéressent de près aux sujets liés à la santé et souhaitent élargir leurs connaissances afin de pouvoir évaluer leur propre état de santé en toute connaissance de cause. La disponibilité croissante d'informations médicales sur Internet a conduit un nombre croissant de personnes à rechercher des méthodes fondées pour interpréter correctement les symptômes et obtenir une base objective pour prendre des décisions en matière de santé.

Les possibilités d'application des contenus transmis dans ce livre sont multiples. Elles vont de la perception et de la documentation plus conscientes des symptômes à l'évaluation de l'urgence des mesures médicales, en passant par la préparation ciblée aux entretiens médicaux. Les patients qui disposent de connaissances approfondies en matière d'autodiagnostic peuvent signaler de manière plus ciblée aux médecins les symptômes pertinents, ce qui peut contribuer à une pose de diagnostic plus précise et plus efficace. L'auto-observation systématique peut en outre servir de méthode complémentaire au diagnostic médical en permettant de suivre les changements de l'état de santé sur une longue période.

Un autre domaine d'application réside dans l'examen critique des informations médicales. La diffusion croissante des sources de santé numériques a eu pour conséquence que les patients sont exposés à une multitude d'informations souvent contradictoires. Ce livre doit aider à distinguer les faits médicaux des informations erronées et à appliquer des méthodes d'autodiagnostic scientifiquement fondées. L'objectif est de fournir aux lecteurs un guide qui leur permette de mieux classer les symptômes et de prendre des décisions éclairées sur leur propre état de santé.

Les contenus transmis ici doivent contribuer à ce que les lecteurs développent une compréhension réaliste des possibilités et des limites de l'autodiagnostic. Ils doivent être en mesure d'analyser et de documenter les symptômes à l'aide de méthodes scientifiquement fondées, sans pour autant tomber dans une inquiétude excessive ou un diagnostic erroné. L'autodiagnostic peut être un complément précieux aux soins médicaux, mais ne remplace pas l'évaluation professionnelle par des professionnels qualifiés. Il doit plutôt servir à sensibiliser aux changements de santé, à permettre une communication informée avec les professionnels de la santé et à encourager une approche autonome de la santé.

2. Les bases de l'autodiagnostic

2.1 La signification des symptômes et leur interprétation

Les bases de l'autodiagnostic reposent sur la capacité à percevoir correctement les symptômes, à les interpréter et à les replacer dans un contexte médical. Les symptômes sont l'expression de changements biologiques, physiologiques ou psychologiques dans le corps et peuvent avoir une multitude de causes. Ils peuvent aussi bien donner des indications sur des réactions passagères anodines que sur des maladies graves. L'interprétation des symptômes nécessite une compréhension approfondie de leur origine, de leur évolution et de leur signification éventuelle.

La perception des symptômes est un processus subjectif qui est influencé par des facteurs individuels tels que la sensibilité à la douleur, l'attention, les expériences personnelles ou les états émotionnels. Des études montrent que la perception et l'interprétation des symptômes ne correspondent pas toujours à la cause organique réelle. Un même symptôme peut être ressenti ou évalué différemment selon les personnes. La capacité à considérer objectivement les symptômes et à les replacer dans un contexte de santé plus large est donc une condition centrale pour un autodiagnostic professionnel.

Un principe fondamental de l'autodiagnostic est la distinction entre les symptômes spécifiques et les symptômes non spécifiques. Les symptômes spécifiques sont caractéristiques de certaines maladies et permettent de délimiter assez précisément les causes possibles. L'éruption cutanée de la rougeole en est un exemple : associée à d'autres symptômes typiques, elle permet d'orienter clairement le diagnostic. En revanche, les symptômes non spécifiques apparaissent dans une multitude de maladies différentes et nécessitent un examen différencié. Il s'agit notamment de troubles tels que la fatigue, les maux de tête ou le malaise général, qui peuvent avoir des causes aussi bien bénignes que graves.

Un autre concept important dans l'interprétation des symptômes est leur évolution dans le temps. Les symptômes peuvent apparaître de manière aiguë, se développer progressivement ou persister de manière chronique. La vitesse à laquelle les symptômes évoluent peut être un indice important de la cause sous-jacente. L'apparition aiguë de douleurs intenses, de difficultés respiratoires soudaines ou de défaillances neurologiques nécessite une évaluation médicale immédiate, tandis que les symptômes à évolution lente sont souvent liés à des maladies chroniques ou dégénératives.

L'importance d'un symptôme dépend également de son intensité et de son contexte. Une légère sensation de pression dans la poitrine peut être anodine, mais associée à des difficultés respiratoires et à des nausées, elle peut indiquer un problème cardiaque grave. La combinaison de différents symptômes peut souvent permettre une évaluation plus précise que le symptôme pris isolément.

L'interprétation des symptômes doit toujours tenir compte des facteurs de risque individuels. L'âge, les maladies antérieures, le mode de vie et la prédisposition génétique jouent un rôle essentiel dans la classification des symptômes. Certains symptômes ont une signification différente selon l'âge ou les antécédents de santé. Une douleur thoracique chez une personne jeune et en bonne santé a moins de chances d'être due à une maladie cardiaque que chez une personne présentant des facteurs de risque connus tels que l'hypertension, le diabète ou des antécédents familiaux.

De nombreuses personnes ont tendance à sous-estimer ou à surestimer les symptômes. Tandis que certaines personnes ignorent ou minimisent les troubles graves, d'autres sont très angoissées par les moindres écarts par rapport à la normale. Ce que l'on appelle le **trouble de la peur de la maladie** est un exemple de la manière dont une préoccupation excessive pour les symptômes peut conduire à une perception déformée et à des diagnostics erronés. Parallèlement, il existe de nombreux cas où les personnes ne reconnaissent les maladies graves que tard, parce qu'elles n'interprètent pas les symptômes persistants comme des signaux d'alarme.

Un autre aspect essentiel de l'interprétation des symptômes est la distinction entre les causes physiques et psychiques. De nombreux troubles physiques ont une composante psychosomatique, ce qui signifie qu'ils apparaissent ou s'aggravent en raison de charges émotionnelles, de stress ou de maladies psychiques. Des études démontrent que le stress chronique, l'anxiété ou les états dépressifs peuvent provoquer une multitude de symptômes physiques qui existent sans cause organique. L'observation précise des situations dans lesquelles les symptômes apparaissent ou se modifient peut aider à identifier les influences psychiques et à les distinguer des causes purement physiques.

L'interprétation correcte des symptômes suppose en outre un examen critique des sources d'informations médicales. La diffusion croissante d'informations sur la santé sur Internet a eu pour conséquence que les gens s'informent de manière autonome sur les maladies possibles, mais ne sont pas toujours en mesure d'évaluer la qualité et le sérieux des sources. Les informations scientifiquement fondées et la littérature médicale spécialisée constituent une aide précieuse pour l'autodiagnostic, tandis que les contenus peu fiables ou non fondés sur des preuves peuvent diffuser des informations erronées et susciter une incertitude inutile.

L'importance des symptômes réside dans leur fonction de signaux émis par le corps, qui indiquent un problème de santé existant ou imminent. Le défi consiste à interpréter correctement ces signaux, à évaluer leur pertinence dans le contexte individuel et, sur cette base, à prendre une décision éclairée sur la marche à suivre. La capacité d'interpréter les symptômes de manière différenciée est donc l'une des compétences centrales nécessaires à un autodiagnostic professionnel.

2.2 Différence entre les troubles aigus, subaigus et chroniques

La distinction entre les symptômes aigus, subaigus et chroniques est un élément essentiel de l'autodiagnostic, car elle contribue de manière décisive à l'évaluation du degré d'urgence et de la cause possible d'une maladie. L'évolution des symptômes dans le temps peut donner des indications importantes sur le caractère bénin et passager d'une maladie ou sur la nécessité d'un examen médical sérieux. La durée et l'évolution des troubles ont une influence déterminante sur l'établissement du diagnostic et une observation différenciée est nécessaire pour procéder à une évaluation fondée.

Les troubles aigus apparaissent soudainement et sont généralement d'une grande intensité. Ils apparaissent en quelques heures ou quelques jours et entraînent souvent un malaise physique évident. De nombreux symptômes aigus sont la conséquence d'une infection, d'une inflammation ou d'une blessure, mais peuvent également être le signe de maladies graves telles qu'une crise cardiaque ou une attaque cérébrale. La recherche médicale montre que certains symptômes aigus nécessitent une attention médicale immédiate, car ils peuvent être le signe de conditions potentiellement mortelles. Des douleurs soudaines et intenses, des troubles de la conscience, des difficultés respiratoires ou des défaillances neurologiques font partie des signaux d'alarme qui nécessitent un examen médical immédiat. D'autres troubles aigus, comme un rhume, des maux de tête après une longue journée de travail ou des troubles gastro-intestinaux de courte durée, sont en revanche généralement bénins et disparaissent sans intervention médicale. Le défi de l'autodiagnostic en cas de symptômes aigus consiste à reconnaître correctement la limite entre les signes à prendre au sérieux et les troubles sans danger et à agir en conséquence.

Les symptômes subaigus se développent plus insidieusement que les symptômes aigus et peuvent persister pendant des semaines sans qu'une aggravation ou une amélioration claire ne soit visible. Ils indiquent souvent qu'un processus pathologique est actif dans le corps, qui n'est pas immédiatement menaçant, mais qui peut néanmoins nécessiter un traitement. Les troubles subaigus sont souvent associés à des maladies inflammatoires ou fonctionnelles qui ne disparaissent pas spontanément, mais qui n'ont pas non plus immédiatement de graves conséquences sur la santé . Il s'agit par exemple de douleurs articulaires persistantes qui s'intensifient lentement pendant des semaines, d'une bronchite prolongée ou de problèmes digestifs qui persistent pendant une longue période sans qu'une cause claire puisse être identifiée. L'interprétation des troubles subaigus nécessite une observation attentive de leur évolution, car ils peuvent aussi bien évoluer vers une guérison spontanée que vers une maladie chronique.

Les troubles chroniques persistent sur une période de plusieurs mois ou années et indiquent que le corps présente un dysfonctionnement persistant qui n'est pas dû à une maladie passagère. Ils peuvent se manifester avec une intensité variable, de nombreuses personnes concernées connaissant des phases d'absence de symptômes qui alternent avec des phases d'aggravation des symptômes. Les troubles chroniques sont souvent liés à des maladies du système immunitaire, du métabolisme ou du système nerveux, qui nécessitent un suivi médical à long terme. Des douleurs chroniques, des difficultés respiratoires durables, des troubles digestifs persistants ou des symptômes neurologiques évolutifs peuvent être le signe de maladies complexes qui ne peuvent pas être détectées par une simple observation personnelle, mais qui nécessitent un examen médical spécialisé.

La distinction entre les symptômes aigus, subaigus et chroniques est un élément essentiel de l'autodiagnostic, car elle aide à évaluer de manière réaliste sa propre situation en matière de santé. Alors que les symptômes aigus nécessitent souvent une décision rapide quant à la nécessité de consulter un médecin, les troubles subaigus peuvent être observés sur une plus longue période afin d'identifier les changements ou les modèles. Les troubles chroniques, en revanche, nécessitent une réflexion à long terme sur sa propre santé et souvent aussi une adaptation du mode de vie pour faciliter la gestion de la maladie.

2.3 Symptômes physiques vs. psychiques : Interactions et malentendus

La distinction entre les symptômes physiques et psychiques constitue l'un des plus grands défis de l'autodiagnostic, car il n'est pas toujours possible de séparer clairement ces deux domaines. Le corps humain et le psychisme sont étroitement liés, de sorte que le stress psychique peut provoquer des troubles physiques et que les maladies physiques peuvent déclencher des symptômes psychiques. De nombreux symptômes physiques n'ont pas de cause organique claire, mais résultent d'interactions complexes entre le système nerveux, l'équilibre hormonal et l'état psychique. Parallèlement, la recherche montre que de nombreux patients interprètent leurs symptômes soit exclusivement sur le plan physique, soit exclusivement sur le plan psychique, ce qui peut entraîner des erreurs de diagnostic ou des traitements inutiles.

Les troubles liés au stress sont un exemple classique de l'interaction entre le psychisme et le corps. Il est prouvé que le stress chronique entraîne une augmentation de la sécrétion d'hormones de stress, qui peuvent avoir des répercussions sur l'ensemble de l'organisme. De nombreuses personnes ressentent des palpitations cardiaques, des difficultés respiratoires, des problèmes digestifs ou des tensions musculaires sous l'effet du stress, sans qu'aucune maladie organique ne soit présente. Parallèlement, ces symptômes peuvent amener les personnes concernées à soupçonner une maladie physique sérieuse et à se focaliser fortement sur celle-ci, ce qui peut encore aggraver les troubles. Ce mécanisme est un facteur essentiel dans les troubles fonctionnels qui ne peuvent pas être expliqués clairement par la médecine, mais qui représentent néanmoins une charge considérable pour les personnes concernées.

Un autre malentendu concernant la distinction entre les symptômes physiques et psychiques réside dans le fait que de nombreux patients ne reconnaissent pas les troubles psychiques en tant que tels et supposent à la place une cause physique. L'anxiété, la dépression et d'autres maladies mentales se manifestent souvent par des symptômes physiques tels que des vertiges, des problèmes gastro-intestinaux, des troubles du rythme cardiaque ou des douleurs chroniques. Ces symptômes peuvent être si convaincants que les patients passent des examens médicaux répétés sans qu'une cause physique évidente ne soit trouvée.

Parallèlement, il existe également le risque que les symptômes physiques soient considérés à tort comme étant d'origine psychique. Les patients souffrant de maladies rares ou difficiles à diagnostiquer rapportent souvent que leurs troubles n'ont longtemps pas été pris au sérieux ou interprétés comme étant dus au stress, alors qu'il existait une véritable cause organique. C'est notamment le cas des maladies dont les symptômes ne sont pas spécifiques, comme la fatigue chronique, les douleurs diffuses ou les troubles gastro-intestinaux. Dans de tels cas, le défi de l'autodiagnostic consiste à procéder à une observation différenciée des symptômes, sans privilégier trop vite une explication organique ou psychique.

La recherche montre que les interactions entre le psychisme et le corps jouent un rôle central, en particulier dans certaines pathologies. Il s'agit par exemple du syndrome du côlon irritable, de la fibromyalgie, des syndromes douloureux chroniques ou des troubles cardiaques psychosomatiques. Dans ces cas, les facteurs psychiques et physiques se renforcent mutuellement, de sorte qu'il n'est pas possible de les séparer clairement.

Un malentendu fréquent concernant les symptômes psychiques est de penser qu'ils sont moins réels ou moins importants que les troubles physiques. Les symptômes psychiques doivent être pris aussi au sérieux que les troubles physiques, car ils entraînent une dégradation considérable de la qualité de vie et peuvent avoir des conséquences à long terme sur la santé s'ils ne sont pas traités. Parallèlement, des études montrent que de nombreux patients refusent un diagnostic psychique, car ils ont le sentiment de ne pas être pris au sérieux si aucune cause organique n'est trouvée. L'autodiagnostic nécessite donc non seulement une compréhension des interactions entre le corps et le psychisme, mais aussi une attitude ouverte face à la possibilité que des facteurs psychiques puissent jouer un rôle.

Le défi, lorsqu'il s'agit de distinguer les symptômes physiques des symptômes psychiques, consiste à évaluer correctement ses propres troubles sans tirer de conclusions hâtives. Pour cela, il peut être utile de documenter l'évolution des symptômes sur une longue période et d'observer s'ils s'accentuent ou s'atténuent dans certaines situations. La réflexion consciente sur les charges psychiques, les conditions de vie et les facteurs de stress peut être une étape importante pour évaluer de manière réaliste sa propre situation de santé et prendre une décision éclairée sur les mesures médicales possibles.

2.4 Pourquoi les erreurs de diagnostic par des profanes sont fréquentes et comment les éviter

Les erreurs de diagnostic par des profanes sont un phénomène fréquent qui résulte de différentes causes. La disponibilité moderne des informations médicales permet aux patients de s'informer de manière exhaustive sur les symptômes et les maladies possibles, mais conduit souvent à des interprétations erronées et à des conclusions fausses. Des études montrent que les diagnostics erronés par des non-spécialistes sont principalement dus à des connaissances médicales insuffisantes, à une perception sélective des symptômes et à l'influence de distorsions cognitives. La capacité à classer correctement les symptômes exige une compréhension approfondie du contexte médical, difficile à acquérir sans une formation adéquate.

Un facteur central qui conduit à des erreurs de diagnostic est la tendance à considérer les symptômes de manière isolée au lieu de les analyser dans un contexte global. De nombreuses personnes ont tendance à interpréter un symptôme isolé comme l'indication d'une maladie spécifique, sans tenir compte d'autres facteurs pertinents. Un grand nombre de maladies peuvent provoquer des symptômes similaires ou non spécifiques, de sorte qu'il n'est guère possible de les classer clairement sans connaissances médicales approfondies.

Les maux de tête peuvent par exemple indiquer une tension anodine, une migraine, une maladie neurologique ou même un trouble interne grave. Le défi de l'autodiagnostic consiste à trouver le bon équilibre entre vigilance et évaluation réaliste, afin d'éviter les peurs inutiles ou les erreurs de jugement.

Un autre problème réside dans la forte influence de la perception subjective et des réactions émotionnelles. Les gens ont tendance à percevoir plus fortement les symptômes lorsqu'ils craignent d'être gravement malades. Cette focalisation excessive sur certains troubles peut conduire à une surinterprétation ou à un renforcement inconscient de symptômes inoffensifs. Le phénomène dit nocebo décrit l'effet selon lequel des attentes négatives peuvent renforcer ou même provoquer des troubles physiques. Inversement, il peut arriver que des symptômes graves soient ignorés ou minimisés, en particulier lorsqu'il n'y a pas de restriction immédiate dans la vie quotidienne.

Un malentendu fréquent qui conduit à des diagnostics erronés est l'utilisation incorrecte des sources d'informations médicales. De nombreux patients recherchent des symptômes sur Internet et tombent sur des contenus peu fiables ou non fondés scientifiquement. La diffusion d'informations erronées dans les médias sociaux, sur les blogs de santé ou dans des forums en ligne non vérifiés est particulièrement problématique. L'utilisation ciblée de plateformes médicales fiables, d'ouvrages spécialisés fondés sur des preuves et d'applications de santé numériques dont la qualité est garantie peut contribuer à réduire le risque d'erreurs de diagnostic.

Un autre facteur déterminant est la tendance aux erreurs de confirmation, par laquelle les personnes ont tendance à interpréter les informations de manière à soutenir leur conviction préexistante. Les patients qui font une fixation sur une certaine maladie recherchent souvent de manière ciblée des informations qui confirment leur hypothèse, tout en ignorant les indices contraires. Cela peut conduire à ce que des symptômes bénins soient mal interprétés comme des signes d'une maladie grave ou à ce que des signaux d'alerte importants ne soient pas pris en compte parce qu'ils ne correspondent pas à leur propre image du diagnostic supposé. La capacité à examiner les informations médicales d'un œil critique et à envisager des explications alternatives est donc un élément essentiel d'un autodiagnostic bien fondé.

Pour éviter les erreurs de diagnostic, il faut adopter une approche systématique de l'autodiagnostic. La documentation structurée des symptômes peut contribuer à identifier précocement des modèles et des changements sans tirer de conclusions hâtives. La prise en compte consciente de facteurs tels que l'évolution dans le temps, la combinaison de différents symptômes et les risques individuels pour la santé peut contribuer à une évaluation plus fondée.

Une protection essentielle contre les erreurs de diagnostic réside dans l'autoréflexion critique et la volonté de faire appel à l'expertise médicale en cas d'incertitude. Les patients qui demandent rapidement conseil à un médecin obtiennent plus souvent un diagnostic plus précis que ceux qui se fient exclusivement à leurs propres estimations. L'autodiagnostic peut être un soutien précieux à la perception consciente de son propre corps, ne remplace toutefois pas la compétence médicale. La combinaison d'une responsabilité personnelle informée et d'un diagnostic professionnel est le meilleur moyen d'éviter les erreurs de diagnostic et de prendre des décisions en matière de santé sur une base solide.

3. La bonne méthode d'autodiagnostic

3.1 Observation systématique : comment enregistrer correctement les symptômes

La bonne méthode d'autodiagnostic nécessite une approche structurée afin d'enregistrer correctement les symptômes, de suivre les changements au fil du temps et d'éviter les erreurs d'interprétation.

La perception inconsciente ou non systématique des symptômes conduit souvent à ce que les plaintes soient soit négligées, soit surestimées, ce qui augmente le risque de diagnostics erronés.

Une méthode efficace d'autodiagnostic repose sur l'observation consciente et structurée des symptômes et de leur évolution. Les patients qui documentent régulièrement leurs symptômes peuvent procéder à une évaluation plus précise de leur état de santé. L'observation systématique nécessite une saisie détaillée des symptômes qui apparaissent, de leur intensité, de leur fréquence et de leurs déclencheurs possibles. Il est important de prendre en compte non seulement les symptômes eux-mêmes, mais aussi les symptômes concomitants, les circonstances de leur apparition et les éventuelles modifications dans le temps.

La perception des symptômes est un processus subjectif qui est influencé par différents facteurs. Les émotions, le stress, les influences extérieures et les attentes individuelles ont une influence considérable sur l'intensité avec laquelle un symptôme est perçu. Afin de réaliser un autodiagnostic aussi objectif que possible, il est donc important de documenter les symptômes indépendamment des réactions émotionnelles et d'observer s'ils se manifestent de manière accrue ou atténuée dans certaines situations.

Un élément essentiel de l'observation systématique est la documentation régulière des symptômes sur une longue période. Des instantanés isolés ne suffisent pas pour procéder à une évaluation fondée, car de nombreux troubles sont soumis à des variations naturelles. Un enregistrement continu sur plusieurs jours ou semaines permet de reconnaître des modèles, d'identifier les déclencheurs possibles et de faire la distinction entre les troubles passagers et ceux qui persistent.

La documentation peut se faire de différentes manières, les notes écrites ou les applications numériques étant particulièrement utiles. Un journal détaillé des symptômes, tenu régulièrement, peut contribuer à suivre l'évolution des troubles et à enregistrer les changements. Il convient de tenir compte non seulement des symptômes eux-mêmes, mais aussi de facteurs pertinents tels que le moment de la journée, les habitudes alimentaires, l'activité physique, le niveau de stress et d'autres facteurs d'influence possibles.

Un aspect central de l'observation systématique est l'évaluation de l'intensité des symptômes. Les patients ont tendance à sous-estimer ou à surestimer les symptômes s'ils ne disposent pas de points de comparaison. La classification en différents niveaux d'intensité, par exemple à l'aide d'une échelle d'intensité légère, moyenne et forte, peut contribuer à une évaluation plus réaliste des symptômes. L'observation de l'intensité au fil du temps aide également à identifier les changements et à déterminer si une maladie s'aggrave, reste stable ou s'atténue.

Un journal des symptômes sur le téléphone portable peut être une variante précieuse pour documenter systématiquement les problèmes de santé, identifier des modèles et créer une base solide pour les décisions médicales.

L'auto-observation systématique nécessite également de prendre en compte les symptômes concomitants qui peuvent indiquer une maladie spécifique. De nombreuses maladies se caractérisent par une combinaison de symptômes et ne peuvent pas être clairement diagnostiquées par un seul signe. La saisie précise d'autres symptômes qui se manifestent en parallèle peut donc permettre une évaluation plus nuancée et contribuer à éviter une erreur de diagnostic potentielle.

Un autre élément essentiel de l'observation systématique est la réflexion critique sur la question de savoir si les influences extérieures influencent la perception des symptômes. Des études montrent que des facteurs environnementaux tels que les changements météorologiques, les habitudes alimentaires, la qualité du sommeil ou le stress peuvent jouer un rôle considérable dans l'apparition ou l'aggravation des symptômes. La prise en compte consciente de tels facteurs peut aider à distinguer les symptômes passagers des maladies graves et à éviter les inquiétudes inutiles ou les diagnostics erronés.

La bonne méthode d'autodiagnostic repose sur la saisie minutieuse et systématique des symptômes, leur documentation sur une longue période et une réflexion consciente sur les facteurs d'influence possibles. Les patients qui appliquent ces principes peuvent faire une évaluation plus réaliste de leur état de santé et être mieux préparés à prendre des décisions éclairées sur la marche à suivre. Une auto-observation structurée peut contribuer à mieux évaluer la nécessité de consulter un médecin, à éviter les erreurs de diagnostic et à prendre conscience de sa propre santé.

3.2 Tenue d'un journal pour l'évaluation des symptômes

La tenue d'un journal d'évaluation des symptômes est une méthode éprouvée pour enregistrer systématiquement les changements de santé et objectiver sa propre perception des troubles. Des études montrent que l'intensité, la fréquence et l'expression de nombreux symptômes varient et qu'une documentation continue peut aider à reconnaître des modèles et à identifier des causes ou des facteurs d'influence possibles. L'enregistrement conscient des symptômes permet de suivre les changements sur une longue période et de procéder à une évaluation plus réaliste de sa propre situation de santé.

L'un des principaux avantages de la tenue d'un journal est qu'elle contribue à minimiser les distorsions subjectives de la perception. Les gens ont tendance à se souvenir en particulier des symptômes forts ou désagréables, alors qu'ils occultent souvent les symptômes plus légers ou les phases d'amélioration. Cela peut conduire à une évaluation déformée, dans laquelle les symptômes sont perçus comme étant d'intensité constante, alors qu'ils sont en fait sujets à des variations. L'enregistrement écrit régulier des symptômes peut réduire ces distorsions de perception et permettre une évaluation plus précise.

Voici un exemple de journal des symptômes structuré qui peut être utilisé pour enregistrer et analyser systématiquement les problèmes de santé. Il est conçu de manière à pouvoir être tenu aussi bien sur papier que sous forme numérique, par exemple sous forme de notes sur le téléphone portable ou dans une application.

Journal des symptômes

Date

1. description des principaux symptômes

- Quels sont les symptômes ?
- Quelle est la sensation du symptôme (par ex. piquant, oppressant, tirant, brûlant, lancinant) ?

- Où le symptôme apparaît-il exactement (par ex. tête, ventre, articulations, poitrine, peau) ?
- Le symptôme s'étend-il ou reste-t-il à un endroit précis ?

2. le moment et l'évolution des symptômes

- Quand le symptôme est-il apparu pour la première fois ?
- Le symptôme est-il constant ou se produit-il à intervalles réguliers ?
- Y a-t-il un moment particulier de la journée où il est renforcé ou affaibli ?
- Le symptôme a-t-il évolué au cours des derniers jours ou semaines ?

3. l'intensité du symptôme :

- Sur une échelle de 1 (léger) à 10 (très sévère), quelle est l'intensité du symptôme ?
- Le symptôme affecte-t-il la vie quotidienne (par ex. sommeil, travail, exercice, concentration) ?

4. symptômes concomitants :

- D'autres troubles apparaissent-ils, comme de la fièvre, de la fatigue, des vertiges, des nausées, des difficultés respiratoires, des modifications de la peau, des changements de poids ?

- Si oui, quand et dans quel contexte apparaissent-ils ?

5. déclencheurs et facteurs d'influence possibles :

- Y a-t-il eu un déclencheur ou un changement particulier (par exemple, alimentation, météo, stress, effort physique, manque de sommeil, prise de médicaments) ?
- Certaines activités, aliments ou médicaments renforcent-ils ou atténuent-ils le symptôme ?

6. médicaments ou traitements pris :

- Quels médicaments, compléments alimentaires ou préparations à base de plantes ont été pris ?
- Ont-ils eu un effet sur le symptôme ?

7. documentation des anomalies particulières :

- Des modifications de la peau, des gonflements ou d'autres symptômes visibles de l'extérieur sont-ils apparus ? (Si possible, ajoutez des photos à titre de documentation).
- Y a-t-il eu des changements dans les selles, l'urine, la respiration ou le rythme cardiaque ?

8. notes pour le prochain rendez-vous chez le médecin :

- Quelles questions faut-il poser au médecin ?

- Quelles sont les observations qui devraient être abordées en particulier ?
- Quelles sont les incertitudes ou les inquiétudes concernant les symptômes ?

Ce journal des symptômes peut être rempli quotidiennement ou uniquement lors de l'apparition de nouveaux symptômes. Il permet de reconnaître des modèles, d'identifier des déclencheurs possibles et d'évaluer plus objectivement l'évolution des symptômes.

La documentation systématique des symptômes doit être aussi détaillée que possible et tenir compte de différents facteurs pertinents. Il ne suffit pas de noter la présence d'un symptôme, mais il convient également d'enregistrer des aspects tels que le moment, la durée, l'intensité, les symptômes associés et les déclencheurs possibles. Il est particulièrement important de noter l'évolution des symptômes dans le temps, car de nombreuses maladies présentent des schémas caractéristiques qui peuvent jouer un rôle décisif dans l'établissement du diagnostic. Le fait d'observer si les symptômes se manifestent plus fortement le matin, le soir ou dans certaines situations peut fournir de précieuses indications sur la cause sous-jacente.

Un autre aspect important de la tenue d'un journal est la prise en compte des facteurs d'influence susceptibles de renforcer ou d'atténuer les symptômes de . De nombreux troubles sont influencés par les conditions environnementales, l'alimentation, le stress, l'activité physique ou les habitudes de sommeil. La documentation consciente de tels facteurs peut aider à reconnaître les liens et à identifier les déclencheurs possibles. Cela est particulièrement important pour des maladies telles que les migraines, les douleurs chroniques, les troubles digestifs ou les réactions allergiques, dans lesquelles certaines influences extérieures jouent un rôle essentiel.

La tenue régulière d'un journal des symptômes peut non seulement contribuer à un meilleur autodiagnostic, mais aussi faciliter la communication avec les professionnels de la santé. De nombreux patients ont des difficultés à décrire précisément leurs symptômes dans le cadre d'une consultation médicale, en particulier lorsque les symptômes persistent sur une longue période ou apparaissent à intervalles irréguliers. Un journal structuré peut aider à donner au médecin une vue d'ensemble claire de l'évolution de la maladie et améliorer ainsi l'établissement du diagnostic.

Le choix du format approprié pour un journal de symptômes dépend des préférences individuelles et de la situation. Certains patients préfèrent les journaux traditionnels dans lesquels ils consignent leurs symptômes sous forme libre, tandis que d'autres utilisent des plateformes numériques ou des applications de santé spécifiques qui facilitent la saisie systématique et permettent des analyses statistiques.

La tenue d'un journal à long terme peut également aider à détecter rapidement les changements dans l'état de santé et à prendre des mesures médicales à temps. Les maladies chroniques commencent souvent de manière insidieuse et une documentation précoce des premiers symptômes peut contribuer à permettre un diagnostic et un traitement rapides. Dans le cas de maladies aiguës, la tenue d'un journal peut également fournir de précieuses indications en montrant si les symptômes s'améliorent spontanément ou si un examen médical est nécessaire.

3.3 Influence des émotions, du stress et des attentes sur la perception

La perception des symptômes physiques est largement influencée par les états émotionnels, le niveau de stress et les attentes individuelles. L'interprétation des symptômes ne dépend pas seulement de leur intensité objective, mais aussi de l'état émotionnel et psychique dans lequel se trouve une personne. Le lien étroit entre le psychisme et le corps se manifeste notamment par le fait que le stress, l'anxiété et les attentes peuvent provoquer des réactions physiques ou renforcer des symptômes existants, sans qu'il y ait pour autant une maladie organique. Parallèlement, une charge émotionnelle prononcée peut conduire à négliger ou à mal interpréter des troubles graves.

Les émotions jouent un rôle central dans l'évaluation des symptômes. La peur et l'inquiétude peuvent renforcer la perception de la douleur, tandis que les émotions positives et la distraction réduisent l'intensité de la douleur. Ce mécanisme est décrit en médecine comme une modulation de la douleur et explique pourquoi la douleur est souvent perçue comme plus intense dans des situations stressantes ou pénibles que dans des moments de détente. Les troubles physiques généraux tels que les vertiges, les nausées ou les palpitations cardiaques sont également perçus de manière accrue sous l'influence d'émotions négatives, ce qui peut conduire à une mauvaise évaluation de sa propre situation de santé.

Le stress est l'un des facteurs les plus importants qui influencent la perception physique. Un stress prolongé entraîne une augmentation de la sécrétion d'hormones de stress, qui provoquent à leur tour de nombreuses réactions physiques. Celles-ci comprennent notamment une augmentation du rythme cardiaque, une tension musculaire accrue, une modification de la circulation sanguine et une activation du système nerveux. Ces changements physiologiques peuvent provoquer des symptômes qui sont interprétés à tort comme les signes d'une maladie grave. Parallèlement, le stress chronique peut aggraver des troubles existants, car il affaiblit le système immunitaire, favorise les processus inflammatoires dans le corps et entrave la capacité de régénération de l'organisme.

Les attentes jouent un rôle crucial dans la perception et l'évaluation des symptômes. Les personnes ont tendance à ressentir plus fortement les symptômes lorsqu'elles sont convaincues d'être malades. Ce phénomène est appelé effet nocebo et décrit les attentes négatives qui conduisent à une perception accrue des symptômes, voire à leur apparition. L'opposé de cet effet est l'effet placebo, dans lequel une attente positive conduit à un soulagement des symptômes, même en l'absence de traitement médicalement efficace. L'effet nocebo est particulièrement fréquent chez les personnes qui s'intéressent de près à d'éventuelles maladies ou qui ont déjà fait des expériences négatives avec des problèmes de santé.

Un autre exemple de l'influence des attentes sur la perception des symptômes se manifeste dans ce que l'on appelle le renforcement somatosensoriel. Des études montrent que les personnes qui se concentrent fortement sur leur corps perçoivent souvent davantage de symptômes et les considèrent comme plus intenses. Ce mécanisme explique pourquoi les personnes qui, par peur d'une certaine maladie, s'intéressent de manière excessive à leurs sensations physiques, signalent plus souvent des troubles que les personnes qui font moins attention à leur corps. Une introspection excessive peut conduire à percevoir les fonctions corporelles normales comme inhabituelles ou inquiétantes, ce qui renforce l'anxiété et l'incertitude.

Les interactions entre les émotions, le stress et les attentes ont également une influence considérable sur l'autodiagnostic. Les patients qui se focalisent fortement sur d'éventuelles maladies ont plus souvent tendance à faire des erreurs de diagnostic, car ils interprètent des symptômes inoffensifs comme des signes d'une maladie sérieuse. Parallèlement, une attention trop faible portée à son propre corps peut empêcher de détecter à temps des troubles graves. Le défi de l'autodiagnostic consiste à développer une perception équilibrée de ses propres symptômes, qui ne soit ni marquée par une inquiétude excessive ni par l'indifférence.

Une réflexion consciente sur ses propres émotions et charges de stress peut contribuer à une évaluation plus réaliste de sa propre situation de santé. La prise en compte consciente des facteurs d'influence psychiques dans l'autodiagnostic peut aider à éviter les erreurs d'appréciation et à permettre une approche plus nuancée de ses propres troubles. La capacité à faire la distinction entre les symptômes liés au stress ou à l'influence émotionnelle et les véritables maladies physiques est donc une compétence essentielle dans le cadre de l'autodiagnostic.

3.4 Quand l'auto-observation est utile et quand elle conduit à l'erreur

L'auto-observation de son propre corps est un élément important de l'autodiagnostic et peut, dans de nombreux cas, être utile pour identifier précocement les changements de santé, mieux comprendre les symptômes et prendre des décisions éclairées sur la marche à suivre. Des études montrent qu'une perception consciente de son propre corps peut contribuer à identifier des maladies à un stade précoce, à vérifier le succès des mesures thérapeutiques et à permettre une communication plus précise avec les professionnels de la santé. Dans le même temps, il existe toutefois de nombreuses situations dans lesquelles une auto-observation excessive ou inappropriée conduit à des conclusions erronées et augmente le risque de diagnostics erronés ou d'anxiété inutile. Le défi consiste à développer une approche équilibrée de l'autodiagnostic, en faisant la distinction entre les observations utiles et celles qui sont trompeuses.

L'auto-observation est particulièrement utile lorsqu'elle est effectuée de manière systématique et qu'elle est associée à une évaluation réaliste de ses propres symptômes. Une documentation régulière et structurée des troubles contribue à identifier précocement les modèles et les changements et à créer une base solide pour une clarification médicale. En particulier en cas de maladies chroniques ou de troubles peu clairs , une auto-observation consciente peut aider à identifier les liens entre les symptômes et les facteurs d'influence possibles. Cela peut être important par exemple en cas de migraines, de problèmes gastro-intestinaux ou de maladies auto-immunes, où les symptômes sont souvent influencés par certaines conditions environnementales, habitudes alimentaires ou facteurs psychiques.

L'auto-observation peut également aider à mieux évaluer l'urgence d'une consultation médicale. De nombreuses personnes font appel à une aide médicale soit trop tôt, soit trop tard, parce qu'elles ont des difficultés à évaluer correctement leurs symptômes. Une auto-observation consciente peut aider à reconnaître les signaux d'alarme du corps et à demander un avis médical à temps lorsque les symptômes indiquent une maladie grave. En même temps, elle peut aider à éviter une anxiété excessive en montrant que de nombreux symptômes sont inoffensifs et s'améliorent d'eux-mêmes au fil du temps.

L'auto-observation conduit toutefois à l'erreur lorsqu'elle est marquée par une focalisation excessive sur les symptômes ou lorsqu'elle conduit à des conclusions erronées sur sa propre situation de santé. Des études montrent que les personnes qui s'intéressent de près à d'éventuelles maladies ou qui se concentrent fortement sur leurs symptômes perçoivent plus souvent des troubles et les considèrent comme plus graves. Ce mécanisme peut conduire à ce que des sensations physiques normales ou des anomalies anodines soient mal interprétées et considérées comme des signes d'une maladie grave. Ce que l'on appelle le renforcement somatosensoriel décrit le phénomène selon lequel la focalisation consciente sur certains signaux corporels conduit à les percevoir de manière accrue, même s'ils n'ont pas d'origine pathologique.

L'observation personnelle peut également être trompeuse si elle est influencée par des informations erronées ou une perception sélective. Les connaissances montrent que de nombreuses personnes ont tendance à interpréter les symptômes sur la base de recherches sur Internet ou de sources peu fiables, sans procéder à une classification scientifique. Cela peut conduire à associer des troubles bénins à des maladies graves ou à passer à côté de diagnostics différentiels importants. Cela est particulièrement problématique dans les cas où les personnes font une fixation sur une maladie particulière et cherchent spécifiquement à confirmer leur hypothèse au lieu de procéder à un examen objectif de leurs symptômes.

L'auto-observation peut également induire en erreur si elle conduit à un auto-diagnostic excessif ou à une fixation diagnostique. Les personnes qui s'intéressent de près à leurs symptômes ont souvent du mal à envisager des explications alternatives ou à évaluer leurs troubles d'un point de vue neutre. Cela peut les conduire à s'auto-diagnostiquer une maladie grave alors qu'il s'agit d'une cause bénigne, ou à subir des examens médicaux répétés alors qu'il n'y a pas de nécessité médicale. Dans des cas extrêmes, une focalisation excessive sur les symptômes peut conduire à un trouble de la peur de la maladie, dans lequel les patients sont convaincus de souffrir d'une maladie grave alors qu'il n'existe aucune preuve médicale.

L'auto-observation judicieuse nécessite une approche équilibrée, qui distingue la perception consciente de la réflexion critique. Un autodiagnostic réaliste repose sur la capacité d'évaluer objectivement les symptômes, de les replacer dans un contexte de santé et de porter un regard critique sur sa propre perception.

4. Les systèmes corporels et leurs maladies les plus courantes

4.1 Système respiratoire : dyspnée, toux, douleurs thoraciques - causes possibles et différenciation

Le système respiratoire joue un rôle central dans l'oxygénation du corps et est indispensable au maintien des fonctions vitales. Des troubles tels que l'essoufflement, la toux ou les douleurs thoraciques peuvent être le signe d'une multitude d'affections, qui peuvent être de nature bénigne ou indiquer de graves problèmes de santé.

4.1.1. Détresse respiratoire

L'essoufflement peut se manifester de différentes manières et dans diverses situations. Elle est souvent décrite par les personnes concernées comme une sensation désagréable de ne pas avoir assez d'air, de devoir respirer difficilement ou de percevoir une respiration difficile. La perception de la dyspnée peut varier considérablement, allant d'une légère sensation d'oppression à un manque d'air très grave. Les causes de la dyspnée sont multiples et peuvent être dues aussi bien à des maladies des voies respiratoires et du système cardio-vasculaire qu'à des troubles du métabolisme ou à des facteurs psychiques. Étant donné que la dyspnée peut, dans certains cas, être le signe de maladies potentiellement mortelles, une auto-observation consciente est décisive pour faire la différence entre les causes inoffensives et les signaux d'alarme à prendre au sérieux.

Un essoufflement aigu et sévère accompagné d'une oppression thoracique peut être le signe d'une maladie cardiaque ou d'une embolie pulmonaire. Un essoufflement soudain, survenant sans cause extérieure apparente et accompagné d'une sensation de pression dans la poitrine, de douleurs ou de vertiges, peut indiquer un infarctus du myocarde ou une insuffisance cardiaque, dans laquelle le cœur n'est plus en mesure d'alimenter le corps en oxygène en quantité suffisante. Dans de tels cas, on observe souvent une coloration bleue supplémentaire des lèvres ou des ongles, car la teneur en oxygène dans le sang diminue. Une embolie pulmonaire aiguë, dans laquelle un caillot de sang bloque les vaisseaux pulmonaires, peut également entraîner une détresse respiratoire soudaine, associée à des douleurs thoraciques, des palpitations et une détérioration rapide de l'état général. Ces symptômes nécessitent une consultation médicale immédiate, car tout retard dans le traitement peut avoir des conséquences potentiellement mortelles.

Un essoufflement progressivement croissant, qui survient surtout lors d'un effort physique, est souvent le signe d'une maladie chronique des poumons ou du système cardiovasculaire. L'asthme bronchique est une cause fréquente d'essoufflement à l'effort, qui se caractérise par un rétrécissement des bronches et une production accrue de mucus. Les personnes concernées ressentent souvent une sensation d'oppression dans la poitrine, accompagnée de sifflements respiratoires et d'une toux occasionnelle. Ces symptômes surviennent surtout après un effort physique, lorsque l'air est froid ou en raison du contact avec des allergènes et peuvent être atténués par des médicaments bronchodilatateurs. La broncho-pneumopathie chronique obstructive se développe insidieusement et se manifeste par un essoufflement croissant lors d'efforts quotidiens comme monter des escaliers ou marcher sur de longues distances. Dans ce cas, la fonction pulmonaire est durablement réduite, car une inflammation chronique des voies respiratoires entraîne un rétrécissement des bronches et une résistance accrue lors de la respiration.

Les maladies cardiovasculaires peuvent également entraîner un essoufflement, notamment lorsque le cœur n'est plus en mesure de couvrir suffisamment les besoins en oxygène de l'organisme. L'insuffisance cardiaque fait souvent que les personnes concernées ne ressentent d'abord un manque d'air que lors d'une activité physique, alors qu'à un stade avancé, les troubles se manifestent également au repos. Dans les cas graves, la dyspnée nocturne est aggravée par le fait d'être allongé, car le liquide s'accumule dans les poumons et rend la respiration difficile.

Des troubles métaboliques tels qu'une anémie ou un équilibre acido-basique perturbé peuvent également provoquer une détresse respiratoire. L'anémie entraîne une restriction du transport de l'oxygène dans le sang, ce qui fait que le corps tente de compenser le manque d'oxygène en accélérant la respiration. Les personnes souffrant de carence en fer ou de maladies chroniques associées à une diminution de la production de globules rouges font souvent état d'une détresse respiratoire diffuse qui n'est pas directement liée à une maladie des poumons ou du cœur. Une hyperacidité du sang, telle qu'elle peut se produire en cas de diabète mal contrôlé, peut également stimuler le centre respiratoire et entraîner une respiration plus intense.

Outre ces causes physiques, l'essoufflement peut également être déclenché ou renforcé par des facteurs psychologiques. Les personnes souffrant de crises de panique ou de troubles anxieux font souvent état d'une sensation soudaine de manque d'air, accompagnée de palpitations, de vertiges et de tremblements. Cette forme d'essoufflement est due à une hyperactivité du système nerveux végétatif qui déclenche une hyperventilation, au cours de laquelle trop de dioxyde de carbone est expiré. Cela entraîne un déséquilibre de l'équilibre acido-basique qui peut provoquer des fourmillements dans les doigts, une sensation d'oppression dans la poitrine et un sentiment d'étouffement imminent. Ces symptômes sont souvent extrêmement angoissants pour les personnes concernées, bien qu'ils ne soient pas dus à une maladie organique.

L'auto-observation consciente peut aider à distinguer les causes physiques et psychiques de la dyspnée. Un critère important est le lien entre la dyspnée et certains déclencheurs. Si les troubles surviennent de manière accrue dans des situations de stress et s'atténuent dans des phases de détente , cela parle plutôt en faveur d'une composante psychosomatique. Le type de dyspnée peut également donner des indications sur la cause sous-jacente. La dyspnée qui diminue grâce à un contrôle conscient de la respiration ou à une distraction est souvent d'origine psychique. En revanche, la dyspnée d'origine physique persiste généralement indépendamment de la situation mentale et s'intensifie souvent en cas d'effort physique.

L'observation précise de l'évolution des symptômes dans le temps est un autre facteur important. Une détresse respiratoire soudaine et sévère, accompagnée de douleurs thoraciques ou de modifications de l'état de conscience, doit toujours être considérée comme une urgence et faire l'objet d'un examen médical immédiat. Une dyspnée qui augmente lentement pendant des semaines ou des mois et qui s'accompagne de toux ou d'une diminution de la capacité à l'effort pourrait être le signe d'une maladie pulmonaire chronique ou d'une maladie cardiaque. Si l'essoufflement survient surtout pendant les périodes de stress, sans qu'aucune cause organique ne soit identifiée, il peut être utile de se pencher sur des techniques de contrôle de la respiration et de gestion du stress.

4.1.2. Toux

La toux est un symptôme fréquent du système respiratoire et peut se présenter sous différentes formes. Il s'agit d'un réflexe de protection naturel de l'organisme, qui sert à éliminer les corps étrangers, les mucosités ou les agents pathogènes des voies respiratoires. Les mécanismes de la toux sont complexes et sont déclenchés par une multitude de stimuli qui activent le centre sensible du réflexe de toux dans le cerveau. Les stimuli mécaniques et chimiques jouent un rôle, soit par une irritation de la muqueuse des voies respiratoires, soit par une hypersensibilité du système nerveux. La toux pouvant avoir de nombreuses causes, il est essentiel d'observer attentivement son évolution, les symptômes qui l'accompagnent et les éventuels déclencheurs afin de faire la distinction entre les maladies bénignes et les maladies graves.

La toux aiguë survient soudainement et est, dans la plupart des cas, la conséquence d'une infection des voies respiratoires supérieures ou inférieures. Un rhume, une grippe ou une bronchite aiguë provoquent souvent une toux passagère due à la réaction inflammatoire de la muqueuse des voies respiratoires. Dans la phase initiale, la toux est souvent sèche et irritante, car les muqueuses sont irritées par des virus ou des bactéries. Au fur et à mesure de l'évolution de l'infection, la toux peut devenir productive, ce qui signifie qu'une quantité plus importante de mucus, composé de sécrétions inflammatoires et de cellules mortes, est expectorée. Dans la plupart des cas, cette toux disparaît au bout de quelques jours ou semaines, dès que les voies respiratoires se régénèrent.

Une toux sèche irritante peut toutefois être provoquée par d'autres facteurs. Une irritation excessive de la muqueuse des voies respiratoires par des substances nocives telles que la fumée, les poussières fines ou les vapeurs chimiques peut provoquer une toux sèche persistante, qui existe indépendamment de toute infection. Les allergies, notamment au pollen, à la poussière de maison ou aux poils d'animaux, peuvent également provoquer une toux sèche spasmodique, due à une réaction immunitaire exagérée à des substances environnementales inoffensives. Une autre cause fréquente de toux sèche est une hypersensibilité des voies respiratoires après avoir surmonté une infection. Dans certains cas, le réflexe de toux persiste pendant plusieurs semaines après la guérison d'un rhume ou d'une bronchite, car les muqueuses restent sensibles aux stimuli.

En revanche, une toux productive avec expectoration de mucus est plus souvent le signe d'une infection bactérienne ou d'une maladie chronique des voies respiratoires. La couleur et la consistance du mucus expectoré peuvent alors donner des indications sur la cause sous-jacente. Un mucus clair ou blanchâtre est souvent associé à des infections virales ou à des réactions allergiques, tandis qu'un mucus jaunâtre ou verdâtre peut indiquer une infection bactérienne. Les mucosités particulièrement épaisses et difficiles à expectorer sont typiques des maladies pulmonaires chroniques telles que la broncho-pneumopathie chronique obstructive ou la bronchite chronique, dans lesquelles les poumons sont enflammés en permanence et où il y a une production excessive de mucosités. Les expectorations teintées de sang doivent toujours être considérées comme un signal d'alarme, car elles peuvent indiquer une maladie grave comme une pneumonie, la tuberculose ou, dans de rares cas, une maladie maligne des voies respiratoires.

Une toux chronique qui persiste pendant plusieurs semaines doit être examinée de plus près, car elle peut être le signe d'une maladie persistante du système respiratoire ou d'une autre maladie systémique. L'asthme est une cause fréquente de toux chronique, en particulier lorsqu'elle est associée à des sifflements respiratoires, à une sensation d'oppression thoracique ou à des quintes de toux nocturnes. Dans cette maladie, les voies respiratoires sont hypersensibles aux stimuli extérieurs, ce qui entraîne une réaction inflammatoire persistante qui rétrécit les bronches et augmente la production de mucus. Dans de nombreux cas, les quintes de toux asthmatiques surviennent notamment la nuit ou après un effort physique, car les bronches se rétrécissent au repos ou à l'effort.

La broncho-pneumopathie chronique obstructive peut également entraîner une toux prolongée, souvent associée à des difficultés respiratoires et à une augmentation de la production de mucus. Cette maladie se développe généralement sur plusieurs années et survient souvent chez les personnes qui ont été exposées pendant longtemps à l'influence de la fumée de tabac ou d'autres facteurs environnementaux nocifs. La toux liée à cette maladie est généralement particulièrement forte le matin, car une quantité accrue de mucus s'est accumulée dans les bronches pendant la nuit.

Le reflux gastro-œsophagien peut également être une cause de toux chronique, en particulier lorsqu'il survient la nuit ou après un repas. L'acide gastrique qui reflue dans l'œsophage peut irriter les muqueuses et déclencher une toux réflexe, souvent accompagnée de brûlures d'estomac ou d'une sensation désagréable de brûlure dans la gorge. Cette forme de toux survient souvent après une position couchée et s'améliore en se tenant droit ou en évitant les aliments acides.

Les facteurs psychiques peuvent également jouer un rôle dans l'apparition et l'entretien de la toux. Les personnes qui souffrent de stress persistant, de troubles anxieux ou de troubles psychosomatiques font plus souvent état d'une toux chronique qui n'a pas de cause organique évidente. Dans de tels cas, une perception accrue des stimuli par soi-même ou une tension musculaire inconsciente dans la région du larynx peuvent entraîner une obligation persistante de se racler la gorge ou une toux irritante.

4.1.3. *Douleurs thoraciques*

La douleur thoracique est un symptôme dont les causes peuvent être multiples et qui peut être lié aussi bien à des maladies du système respiratoire, du système cardiovasculaire, du système digestif qu'à des troubles musculaires. La description précise de la douleur, de son intensité, de son évolution et des éventuels symptômes associés est essentielle pour distinguer les causes bénignes des causes graves. Comme les douleurs thoraciques sont souvent associées à la peur ou à l'inquiétude, une auto-observation consciente est nécessaire pour évaluer de manière réaliste l'origine des douleurs et, le cas échéant, entamer un examen médical ciblé.

Des douleurs aiguës dans la poitrine, liées à la respiration, peuvent être le signe d'une inflammation de la plèvre ou des voies respiratoires. La plèvre, qui entoure les poumons et assure une respiration fluide, peut s'enflammer dans le cadre d'infections ou de processus inflammatoires, ce qui entraîne des douleurs aiguës et lancinantes qui s'intensifient à l'inspiration ou à l'expiration. Cette forme de douleur thoracique est typiquement associée à des infections des voies respiratoires, à une bronchite ou à une pneumonie. Dans certains cas, une tension musculaire ou un blocage au niveau de la colonne vertébrale thoracique peut également provoquer des douleurs similaires, en particulier si les douleurs sont exacerbées par le mouvement ou la pression exercée sur certaines zones.

Une douleur thoracique perçue comme sourde, oppressante ou oppressante, qui irradie dans le bras gauche, la mâchoire ou le haut du dos, peut être le signe d'une maladie cardiaque. Les douleurs qui surviennent lors d'un effort physique et qui s'accompagnent d'un essoufflement, de sueurs ou de vertiges sont particulièrement inquiétantes, car elles peuvent indiquer un trouble de l'irrigation sanguine du cœur. Une crise d'angine de poitrine survient lorsque l'approvisionnement en sang du muscle cardiaque est temporairement limité, ce qui entraîne une sensation d'oppression ou de pression dans la poitrine. Ces symptômes disparaissent souvent au repos ou après la prise de médicaments vasodilatateurs, mais ils doivent être pris au sérieux, car ils peuvent être le signe d'une maladie coronarienne. Un infarctus du myocarde se manifeste par des symptômes similaires, mais souvent par des douleurs plus intenses, qui durent plus longtemps et qui ne réagissent pas au repos ou aux médicaments. Dans de tels cas, des soins médicaux d'urgence immédiats sont nécessaires, car un traitement retardé peut avoir des conséquences mortelles.

Les maladies de l'appareil digestif peuvent également provoquer des douleurs thoraciques, qui peuvent facilement être confondues avec des troubles cardiaques. Les brûlures d'estomac et le reflux gastro-œsophagien surviennent lorsque l'acide gastrique reflue dans l'œsophage et irrite les muqueuses. Cette forme de douleur thoracique survient souvent après un repas ou en position couchée et peut s'accompagner d'une sensation de brûlure derrière le sternum. Les troubles peuvent être aggravés par les aliments acides ou gras, l'alcool ou la caféine et s'améliorent souvent en redressant le torse ou en prenant des médicaments antiacides. Dans certains cas, une inflammation de l'œsophage ou une contraction spasmodique des muscles de l'œsophage peuvent entraîner des douleurs persistantes, dont la sensation est similaire à celle d'une crise d'angine de poitrine.

Les tensions musculaires ou les blocages au niveau de la colonne vertébrale thoracique sont une autre cause fréquente de douleurs thoraciques. Les personnes souffrant de stress ou de mauvaises postures, en particulier, développent souvent des tensions dans les muscles de la poitrine, qui se manifestent par des douleurs oppressantes ou tiraillantes. Ces douleurs s'intensifient souvent lors de certains mouvements ou dans certaines postures et peuvent être soulagées par la chaleur, des massages ou des exercices d'étirement ciblés. Dans certains cas, les névralgies intercostales, dans lesquelles les nerfs entre les côtes sont irrités, peuvent également entraîner des douleurs persistantes, qui s'intensifient en cas d'inspiration profonde ou de mouvements.

Des facteurs psychiques peuvent également jouer un rôle dans la perception des douleurs thoraciques. Les troubles anxieux et les attaques de panique s'accompagnent souvent d'une sensation d'oppression dans la poitrine, de palpitations cardiaques et de difficultés respiratoires, ce que les personnes concernées considèrent souvent comme une menace pour leur vie. Ces symptômes sont déclenchés par une activation excessive du système nerveux autonome, ce qui provoque une contraction des muscles respiratoires et une sensation de pression dans la poitrine. Dans de tels cas, il est utile de réfléchir au lien entre la tension psychique et les symptômes qui apparaissent et d'appliquer des techniques de relaxation ciblées afin de réguler les réactions physiques.

La différenciation entre les différentes causes de douleurs thoraciques nécessite une auto-observation consciente afin de pouvoir classer correctement les symptômes accompagnants, les déclencheurs et l'évolution des douleurs. Une réflexion minutieuse sur le fait de savoir si les douleurs surviennent au repos ou à l'effort, si elles sont accompagnées d'autres troubles tels que des difficultés respiratoires, des vertiges ou des nausées, ou si elles réagissent à des stimuli externes tels que la nourriture, le stress ou le mouvement, peut aider à faire une évaluation fondée.

4.2   Système cardio-vasculaire : variations de la tension artérielle, vertiges, oppression thoracique

Le système cardiovasculaire est responsable du maintien de l'approvisionnement en sang et en oxygène dans tout le corps et joue un rôle central dans la santé générale. Les variations de la pression artérielle, les vertiges et l'oppression thoracique sont des symptômes qui peuvent indiquer un grand nombre de maladies du système cardiovasculaire.

4.2.1. Variations de la tension artérielle

Les variations de la tension artérielle sont un phénomène fréquent, influencé par une multitude de facteurs internes et externes. La tension artérielle est régulée par une interaction complexe entre le cœur, les vaisseaux sanguins, le système nerveux et le système hormonal, afin d'assurer une irrigation sanguine optimale de tous les organes. Comme la tension artérielle est soumise à des ajustements constants, les variations naturelles au cours de la journée ou dans des conditions différentes sont normales et ne sont pas nécessairement le signe d'une maladie. Toutefois, des écarts répétés ou extrêmes par rapport à la plage de tension normale peuvent indiquer un trouble sous-jacent du système cardiovasculaire ou d'autres problèmes de santé qui nécessitent une surveillance ciblée et, le cas échéant, un examen médical.

La tension artérielle est soumise à un rythme diurne naturel. Le matin, elle augmente généralement pour préparer le corps à l'activité de la journée. Pendant un effort physique, une charge émotionnelle ou une situation de stress, la tension artérielle augmente brièvement, car le cœur bat plus vite et les vaisseaux sanguins se rétrécissent afin d'alimenter les muscles et le cerveau en oxygène et en nutriments en quantité suffisante. Dans les phases de repos ou pendant le sommeil, la tension artérielle diminue généralement, car le corps a besoin de moins d'énergie et la circulation sanguine est réduite à un niveau de base.

Les fluctuations à court terme de la tension artérielle sont donc, dans la plupart des cas, inoffensives et constituent une adaptation normale aux exigences changeantes du corps. Néanmoins, des variations excessives ou des valeurs durablement modifiées peuvent indiquer un trouble de la régulation de la tension artérielle. Une tension artérielle durablement élevée signifie que le cœur doit travailler en permanence avec une charge plus élevée pour pomper le sang dans les vaisseaux. Cela entraîne une sollicitation accrue des parois vasculaires qui, au fil du temps, perdent de leur élasticité et peuvent devenir plus vulnérables à la calcification, au rétrécissement des vaisseaux et aux dépôts. Une hypertension non traitée augmente le risque de maladies graves telles que les accidents vasculaires cérébraux, les infarctus du myocarde ou les lésions rénales chroniques.

L'hypertension artérielle ne provoque souvent aucun symptôme perceptible aux premiers stades et peut donc passer inaperçue pendant longtemps. Certaines personnes signalent des troubles non spécifiques tels que des maux de tête, une agitation intérieure, des troubles du sommeil ou une augmentation des palpitations cardiaques. Dans certains cas, une forte augmentation de la tension artérielle peut provoquer des vertiges, des saignements de nez ou des troubles de la vision, car la pression accrue sollicite les petits vaisseaux sanguins des organes sensibles comme les yeux ou le cerveau. Une augmentation soudaine et importante de la pression artérielle peut en outre entraîner une crise hypertensive, qui peut s'accompagner de maux de tête massifs, de douleurs thoraciques, de difficultés respiratoires ou de troubles de la conscience, et qui nécessite un traitement médical immédiat.

Une tension artérielle basse peut également entraîner des problèmes de santé, en particulier lorsque l'irrigation sanguine des organes vitaux est compromise. Une tension artérielle trop basse peut être due à un apport insuffisant de liquide, à une diminution du débit cardiaque ou à une régulation perturbée de la tension vasculaire. Les valeurs tensionnelles basses sont particulièrement fréquentes le matin au lever ou après une station debout prolongée, car le sang s'affaisse par gravité dans les régions inférieures du corps et le cerveau n'est pas suffisamment irrigué à court terme. Les personnes souffrant d'hypotension rapportent souvent des vertiges, de la fatigue, des troubles de la concentration ou des sensations de froid dans les mains et les pieds. Dans les cas les plus graves, des évanouissements de courte durée peuvent se produire lorsque le cerveau n'est pas suffisamment alimenté en oxygène.

Les changements hormonaux jouent également un rôle important dans la régulation de la tension artérielle. Les variations de la tension artérielle peuvent être liées à des changements hormonaux, comme ceux qui se produisent pendant le cycle menstruel, la grossesse ou la ménopause. Les maladies des glandes surrénales ou une fonction thyroïdienne perturbée peuvent également influencer la tension artérielle, car ces glandes hormonales jouent un rôle central dans la régulation du système circulatoire. Un déséquilibre des hormones de stress comme l'adrénaline ou le cortisol peut entraîner une forte augmentation de la tension artérielle ou des variations excessives dans des situations stressantes.

L'alimentation et l'hydratation ont également une influence directe sur la tension artérielle. Une alimentation riche en sel peut augmenter la tension artérielle, car le sel retient l'eau dans le corps, ce qui augmente le volume sanguin. Une consommation élevée d'alcool peut faire baisser la tension à court terme, mais à long terme, elle peut entraîner une hypertension. En revanche, un apport hydrique insuffisant peut entraîner une baisse de la tension artérielle, car le volume sanguin diminue et les organes ne sont plus suffisamment irrigués.

La différenciation entre les variations normales de la tension artérielle et les changements pathologiques nécessite une auto-observation consciente, qui tient compte à la fois des valeurs mesurées et des symptômes qui les accompagnent. Les personnes qui contrôlent régulièrement leur tension artérielle et la documentent sur une longue période peuvent mieux identifier les modèles et les relations entre certains déclencheurs et les variations des valeurs tensionnelles. Il est particulièrement utile d'effectuer des mesures de la tension artérielle à différents moments de la journée et de noter si certaines activités, situations de stress ou efforts physiques influencent les valeurs.

Une documentation systématique de la tension artérielle peut aider à détecter précocement des anomalies et à évaluer de manière réaliste le risque individuel de maladies cardiovasculaires. Il est important de ne pas se contenter d'examiner les valeurs mesurées individuellement, mais d'analyser également les tendances à long terme et les déclencheurs possibles de fluctuations. Les personnes qui constatent régulièrement des valeurs de tension artérielle anormalement élevées ou basses ou qui souffrent de manière répétée de symptômes tels que des vertiges, des palpitations cardiaques ou une fatigue persistante devraient envisager un examen médical afin d'exclure d'éventuelles causes organiques et, le cas échéant, de mettre en place un traitement ciblé.

Dans la plupart des cas, les variations de la pression artérielle sont inoffensives et constituent une réaction d'adaptation normale de l'organisme à des conditions changeantes. Le défi de l'autodiagnostic consiste à faire la différence entre les fluctuations physiologiques et les changements pathologiques, sans sous-estimer ou surestimer les symptômes.

4.2.2. Vertiges

Le vertige est un symptôme qui peut se présenter sous les formes les plus diverses et qui est perçu par les personnes concernées comme une sensation d'étourdissement, d'incertitude, de rotation ou de vertige. Les causes du vertige sont multiples et vont de troubles inoffensifs de la régulation de la circulation à des maladies graves du système nerveux ou du système cardiovasculaire. Une auto-observation consciente du type de vertige, de sa durée et des symptômes qui l'accompagnent peut aider à distinguer les causes inoffensives de celles qui nécessitent un traitement.

Les vertiges sont souvent dus à des troubles passagers de la régulation de la circulation sanguine, provoqués par une chute momentanée de la tension artérielle, un manque de liquide ou un changement soudain de position. En particulier après s'être levé rapidement d'une position couchée ou assise, le cerveau peut être temporairement moins irrigué, ce qui peut provoquer une sensation d'étourdissement ou un bref noir devant les yeux. Cette forme de vertige survient surtout chez les personnes souffrant d'hypotension, car leur système circulatoire réagit plus lentement aux changements de position et le cerveau n'est pas immédiatement alimenté en oxygène en quantité suffisante. Une inactivité physique prolongée ou une hydratation insuffisante peuvent également contribuer à rendre la circulation instable et à provoquer des vertiges.

Cependant, les vertiges peuvent également être dus à des maladies du système de l'équilibre. L'organe de l'équilibre situé dans l'oreille interne est responsable de la perception des mouvements du corps et de l'orientation dans l'espace. Les perturbations de ce système, telles que celles qui surviennent lors d'une otite ou d'un vertige positionnel, peuvent provoquer des vertiges rotatoires soudains accompagnés de nausées et de troubles de l'équilibre. Le vertige positionnel dit bénin se produit lorsque de minuscules cristaux de calcaire se détachent dans l'oreille interne et irritent les cellules sensorielles dans les canaux semi-circulaires. Typiquement, ces vertiges surviennent par crises, notamment lors de mouvements rapides de la tête ou en se retournant dans le lit.

Bien que ce type de vertige puisse être désagréable, il est généralement inoffensif et peut être traité par des exercices de positionnement ciblés.

Toutefois, des vertiges persistants ou soudains et importants peuvent également être le signe de maladies plus graves. Les troubles de la circulation cérébrale, tels que ceux qui se produisent lors d'un accident vasculaire cérébral ou d'un accident ischémique transitoire, peuvent s'accompagner de vertiges rotatoires d'apparition soudaine, de troubles de la vision, de problèmes d'élocution ou de sensations d'engourdissement. Dans de tels cas, un examen médical immédiat est nécessaire, car un traitement précoce peut réduire considérablement le risque de dommages permanents. Les troubles du rythme cardiaque peuvent également entraîner des vertiges récurrents ou persistants, car une fréquence cardiaque irrégulière peut entraver l'irrigation du cerveau. Les personnes souffrant d'une maladie cardiaque connue ou présentant un risque accru de troubles de la circulation sanguine devraient en particulier prendre au sérieux les vertiges récurrents ou inexpliqués et les faire examiner par un médecin.

Un autre symptôme possible est le vertige, qui peut être associé à des maux de tête ou à des troubles de la conscience. Si les vertiges se développent soudainement avec des maux de tête intenses, des nausées ou des déficits neurologiques, cela peut indiquer une hémorragie aiguë dans le cerveau ou une autre maladie neurologique grave. Ce type de vertige doit être considéré comme un signal d'alarme et nécessite un examen médical immédiat afin d'éviter des complications graves.

Outre les causes physiques, les vertiges peuvent également être déclenchés ou renforcés par des facteurs psychiques. Les personnes souffrant de troubles anxieux ou de crises de panique rapportent souvent des sensations de vertige associées à une tachycardie, une difficulté à respirer ou un sentiment d'aliénation. Ces symptômes apparaissent parce que le système nerveux végétatif est suractivé et accélère la respiration, ce qui entraîne un déséquilibre de l'équilibre acido-basique. Dans de tels cas, un contrôle conscient de la respiration peut aider à soulager les symptômes et à réduire les vertiges.

4.2.3. *Poitrine étroite*

L'oppression thoracique est l'un des principaux signaux d'alarme du système cardiovasculaire et doit toujours faire l'objet d'une attention particulière, car elle peut être le signe d'une tension musculaire inoffensive ou d'un grave problème de circulation sanguine dans le cœur. La sensation de pression, d'oppression ou d'étranglement dans la poitrine peut être déclenchée par différents facteurs, notamment une irrigation sanguine insuffisante du muscle cardiaque, des inflammations du cœur ou des dysfonctionnements des valves cardiaques. L'observation précise de l'intensité, des symptômes associés et des facteurs déclenchants peut aider à distinguer les causes bénignes des causes menaçantes.

Une sensation soudaine et intense d'oppression dans la poitrine, qui peut éventuellement irradier dans le bras gauche, la mâchoire ou le haut du dos, peut être le signe d'un trouble aigu de la circulation sanguine dans le muscle cardiaque. Cette forme d'oppression thoracique se produit lorsque les artères coronaires, qui alimentent le muscle cardiaque en oxygène, sont temporairement ou définitivement rétrécies et ne peuvent plus transporter suffisamment de sang vers le muscle cardiaque. Dans de tels cas, la sensation d'oppression dans la poitrine peut être accompagnée d'autres symptômes tels que des difficultés respiratoires, des nausées, des sueurs ou des vertiges. Les douleurs ou les sensations de pression qui surviennent pendant l'effort physique et qui s'améliorent au repos sont particulièrement inquiétantes, car elles peuvent être le signe d'une angine de poitrine, une maladie caractérisée par une irrigation sanguine insuffisante du cœur.

L'infarctus du myocarde se manifeste par des symptômes similaires, mais par une douleur plus intense et persistante qui ne réagit pas au repos ou à la prise de médicaments. Dans certains cas, les symptômes peuvent être moins spécifiques chez les femmes ou les personnes âgées et se manifester par des symptômes inhabituels tels qu'une grande fatigue, des nausées ou des douleurs dorsales. Étant donné que l'infarctus du myocarde nécessite une prise en charge médicale immédiate, toute sensation d'oppression thoracique persistante doit faire l'objet d'une consultation médicale immédiate afin d'éviter toute lésion grave du muscle cardiaque.

Outre un trouble de l'irrigation sanguine du cœur, des inflammations du muscle cardiaque ou du péricarde peuvent également entraîner une oppression thoracique. Une inflammation du muscle cardiaque peut survenir à la suite d'une infection virale ou bactérienne et se traduire par des douleurs thoraciques persistantes, de l'abattement et une diminution des performances physiques. Les troubles sont souvent indépendants de l'effort physique et peuvent persister même au repos. Une inflammation du péricarde peut également provoquer des douleurs dans la poitrine, qui s'intensifient typiquement lors de la respiration ou dans certaines postures.

Des troubles fonctionnels des valves cardiaques peuvent également provoquer une oppression thoracique, notamment lorsque les valves cardiaques ne s'ouvrent ou ne se ferment plus correctement. Un rétrécissement ou une fuite des valves cardiaques peut empêcher le cœur de fonctionner efficacement et entraîner un apport insuffisant de sang dans le corps. Les personnes souffrant d'une valvulopathie font souvent état de sensations de pression dans la poitrine, d'essoufflement ou de vertiges, en particulier lors d'un effort physique.

Les maladies de l'appareil digestif peuvent également provoquer des oppressions thoraciques, qui peuvent facilement être confondues avec des troubles cardiaques. Les brûlures d'estomac ou le reflux gastro-œsophagien surviennent lorsque l'acide gastrique reflue dans l'œsophage et irrite les muqueuses. Cette forme d'oppression thoracique survient souvent après un repas ou en position couchée et peut être améliorée par des médicaments antiacides. Étant donné que l'intensité et la localisation des symptômes du reflux gastro-œsophagien peuvent ressembler à celles d'une maladie cardiaque, une différenciation précise est nécessaire, pour éviter de s'inquiéter inutilement et, en même temps, de passer à côté de maladies cardiaques graves.

Les tensions musculaires ou les blocages au niveau de la cage thoracique ou de la partie supérieure de la colonne vertébrale sont une autre cause fréquente d'oppression thoracique. Les personnes qui souffrent de stress ou d'une mauvaise posture développent souvent des tensions dans les muscles de la poitrine et des épaules, qui se manifestent par des douleurs oppressantes ou tiraillantes. Ces douleurs sont souvent liées au mouvement, peuvent s'accentuer dans certaines postures et peuvent être soulagées par la chaleur ou des techniques de relaxation ciblées.

Les facteurs psychiques jouent également un rôle important dans l'apparition de l'oppression thoracique. Les troubles anxieux ou les attaques de panique peuvent provoquer une forte sensation d'oppression dans la poitrine, accompagnée de difficultés à respirer, de palpitations cardiaques et d'un sentiment d'oppression. Ces symptômes sont dus à une activation excessive du système nerveux végétatif, qui augmente la tension musculaire et modifie la respiration. Dans de tels cas, un contrôle conscient de la respiration ou une distraction peuvent aider à soulager les symptômes.

L'auto-observation de l'oppression thoracique en combinaison avec d'autres symptômes tels que les modifications de la tension artérielle, les vertiges ou les palpitations cardiaques peut aider à reconnaître à temps les signaux d'alarme du système cardiovasculaire. Une documentation consciente de l'intensité, de l'évolution dans le temps et des déclencheurs possibles peut contribuer à remarquer les changements à temps et à demander de l'aide médicale si nécessaire. Il est particulièrement important d'être attentif aux schémas récurrents, par exemple si l'oppression thoracique survient régulièrement lors d'un effort physique, si elle s'améliore avec le repos ou si elle s'accompagne d'autres symptômes tels que l'essoufflement ou la faiblesse.

Le défi de l'autodiagnostic est d'effectuer une évaluation réaliste et d'être attentif aux signaux d'alarme du corps, sans pour autant tomber dans une inquiétude inutile ou un diagnostic erroné. Alors qu'une oppression thoracique occasionnelle ou indépendante de l'effort peut être inoffensive, les symptômes persistants ou récurrents doivent toujours être pris au sérieux et faire l'objet d'un examen médical.

4.3 Système digestif : nausées, diarrhées, ballonnements, aigreurs d'estomac - qu'est-ce qui se cache derrière ?

L'appareil digestif joue un rôle central dans la transformation des aliments, l'absorption des nutriments et l'élimination des déchets. Des troubles tels que les nausées, la diarrhée, les ballonnements ou les brûlures d'estomac peuvent être dus à une multitude de causes, allant d'habitudes alimentaires anodines à des maladies plus graves.

4.3.1. Nausées

Les nausées sont un symptôme fréquent qui peut être déclenché par différents mécanismes dans l'appareil digestif et le système nerveux central. Elle se manifeste par une sensation désagréable au niveau de l'estomac, souvent accompagnée d'une perte d'appétit, d'une envie de vomir ou d'une sensibilité accrue aux odeurs et aux goûts. Les causes des nausées sont multiples et vont d'une irritation gastrique bénigne à des maladies métaboliques ou neurologiques complexes, en passant par des infections. Une auto-observation consciente des déclencheurs, des symptômes accompagnant les nausées et de leur évolution dans le temps peut aider à faire la différence entre des troubles passagers et inoffensifs et des maladies graves.

Les nausées peuvent être provoquées par des stimuli directs dans l'appareil digestif. La muqueuse gastrique est sensible aux stimuli chimiques, mécaniques et inflammatoires qui peuvent activer ce que l'on appelle le centre du vomissement dans le cerveau. Les intolérances alimentaires telles que l'intolérance au lactose ou au gluten peuvent provoquer des nausées en provoquant une irritation accrue des muqueuses et une digestion insuffisante de certains composants alimentaires. Les personnes souffrant d'intolérance alimentaire signalent souvent des nausées récurrentes, des ballonnements ou des crampes d'estomac après avoir consommé certains aliments. Dans de tels cas, il est utile d'observer de manière ciblée la réaction du corps à différents aliments afin d'identifier les intolérances.

Les infections du tractus gastro-intestinal sont l'une des causes les plus fréquentes de nausées aiguës. Les infections bactériennes ou virales provoquent une inflammation de la muqueuse gastrique ou de l'intestin, ce qui perturbe la digestion et active le centre du vomissement dans le cerveau. Cette forme de nausée survient souvent soudainement et s'accompagne d'autres symptômes tels que vomissements, diarrhée, fièvre ou faiblesse générale. Dans la plupart des cas, les symptômes disparaissent d'eux-mêmes au bout de quelques jours, lorsque le corps a réussi à combattre les agents pathogènes.

Des nausées chroniques ou récurrentes peuvent être le signe d'une irritation persistante de la muqueuse gastrique ou d'une perturbation de la régulation de la production d'acide gastrique. L'inflammation de la muqueuse gastrique peut être causée par des infections, notamment par la bactérie *Helicobacter pylori*, ou par une production excessive d'acide due au stress, à certains médicaments ou à une alimentation déséquilibrée. Les personnes atteintes de gastrite chronique souffrent souvent de nausées matinales, de lourdeurs d'estomac, de douleurs gastriques ou de brûlures d'estomac. Dans certains cas, il peut également y avoir formation d'un ulcère gastrique, qui s'accompagne de nausées persistantes, de sensations de pression dans la partie supérieure de l'abdomen et de douleurs occasionnelles après les repas.

Cependant, les nausées ne sont pas uniquement dues à une irritation directe de l'estomac, mais peuvent également être causées par des mécanismes de contrôle central dans le cerveau. Le centre de la nausée, situé dans le tronc cérébral, reçoit des signaux de différentes parties du corps, notamment du système d'équilibre de l'oreille interne, du système hormonal et du système nerveux végétatif. Des perturbations de ces mécanismes de contrôle peuvent provoquer des nausées sans qu'il y ait une irritation directe de l'estomac.

Le mal des transports est un exemple typique d'une telle nausée à médiation centrale. Il survient lorsque le système d'équilibre reçoit des signaux contradictoires sur les mouvements du corps. Par exemple, en conduisant une voiture ou sur un bateau, le cerveau peut enregistrer des mouvements qui ne sont pas perçus par les yeux, ce qui provoque une désorientation et active le centre du vomissement. Cette forme de nausée se produit typiquement en mouvement et s'améliore dans des environnements calmes et stables.

Les fluctuations hormonales jouent également un rôle important dans l'apparition des nausées. De nombreuses femmes connaissent des nausées d'origine hormonale au début de leur grossesse, souvent le matin, et qui peuvent être accentuées par les odeurs ou certains aliments. Les changements hormonaux liés au cycle menstruel ou les troubles hormonaux tels qu'un dysfonctionnement de la thyroïde peuvent également influencer la régulation du centre du vomissement et entraîner des nausées persistantes.

Les maladies métaboliques telles que le diabète sucré ou les troubles de la fonction rénale peuvent également provoquer des nausées, car une régulation perturbée de la glycémie ou une accumulation de produits métaboliques dans le sang peut irriter le centre du vomissement. Les personnes souffrant d'un diabète mal contrôlé signalent souvent des nausées, en particulier lorsque le taux de glycémie varie fortement ou se situe dans une fourchette très basse ou très élevée.

Les facteurs psychologiques tels que le stress ou l'anxiété peuvent également jouer un rôle considérable dans l'apparition et l'aggravation des nausées. Le système nerveux végétatif établit un lien étroit entre le cerveau et le système digestif, de sorte que le stress émotionnel peut avoir un impact direct sur le tractus gastro-intestinal. Les personnes souffrant de stress chronique ou d'anxiété se plaignent souvent de nausées récurrentes, qui peuvent être associées à une agitation interne, des crampes d'estomac ou une perte d'appétit. Dans de tels cas, il est important de réfléchir au lien entre le stress psychologique et les symptômes physiques afin de développer des stratégies ciblées de gestion du stress.

L'auto-observation consciente des nausées peut aider à distinguer les causes bénignes des causes graves. Pour cela, il est utile d'analyser précisément l'évolution des nausées dans le temps, les symptômes qui les accompagnent et les déclencheurs possibles. Les nausées aiguës, qui s'accompagnent de vomissements, de diarrhée ou de fièvre, sont généralement dues à une infection ou à un malaise gastrique et disparaissent généralement en quelques jours. En revanche, les nausées chroniques ou récurrentes, associées à d'autres problèmes digestifs, à des changements hormonaux ou à des troubles métaboliques, nécessitent un examen plus approfondi afin d'identifier d'éventuelles maladies sous-jacentes.

4.3.2. *Diarrhée*

La diarrhée est l'un des troubles les plus fréquents de l'appareil digestif et peut être causée par une multitude de facteurs. Elle se manifeste par une augmentation de la fréquence des selles, un changement de leur consistance ou une perte soudaine et accrue de liquide par l'intestin. Bien que les épisodes occasionnels de diarrhée soient dans la plupart des cas inoffensifs et autolimités, une diarrhée persistante ou récurrente peut être le signe d'une maladie sous-jacente nécessitant une surveillance ciblée et, le cas échéant, une évaluation médicale. L'analyse précise de la nature des selles, de l'évolution des troubles dans le temps ainsi que des éventuels symptômes associés peut aider à distinguer les causes bénignes des causes plus graves.

La diarrhée aiguë survient soudainement et est souvent la conséquence d'une infection par des virus, des bactéries ou des parasites. La diarrhée infectieuse est souvent due à l'ingestion d'aliments contaminés ou d'eau contaminée et s'accompagne souvent de nausées, de vomissements, de crampes abdominales et parfois de fièvre. Les diarrhées d'origine virale, telles que celles causées par les norovirus ou les rotavirus, se manifestent souvent sous la forme d'infections gastro-intestinales soudaines qui se propagent rapidement au sein des communautés ou des familles. Dans de tels cas, la maladie est généralement autolimitée et se résorbe en quelques jours, à condition qu'il n'y ait pas de graves pertes de liquide. Les infections bactériennes, telles que celles causées par Salmonella ou Escherichia coli, peuvent toutefois durer plus longtemps et, dans certains cas, entraîner des selles sanglantes ou des complications plus graves.

La diarrhée peut également être provoquée par une intolérance alimentaire aiguë. L'intolérance au lactose est une cause fréquente de diarrhée après la consommation de produits laitiers, car un déficit en enzyme digestive, la lactase, fait que le lactose n'est pas décomposé correctement et retient l'eau dans l'intestin. L'intolérance au fructose ou l'intolérance au sorbitol, un substitut du sucre couramment utilisé, peuvent provoquer des troubles similaires. Ce type de diarrhée survient typiquement peu après la consommation de certains aliments et s'améliore en adaptant l'alimentation.

Une diarrhée chronique ou récurrente peut être le signe de maladies intestinales plus graves. Le syndrome du côlon irritable est un trouble fonctionnel de l'appareil digestif qui peut s'accompagner de diarrhées récurrentes, de douleurs abdominales et de ballonnements. Les personnes atteintes du syndrome du côlon irritable signalent souvent une sensibilité accrue de l'intestin au stress ou à certains aliments, ce qui peut entraîner des épisodes alternés de diarrhée et de constipation. Bien que le syndrome du côlon irritable ne soit pas une maladie structurelle de l'intestin, il peut avoir un impact considérable sur la qualité de vie.

Les maladies inflammatoires chroniques de l'intestin comme la maladie de Crohn ou la colite ulcéreuse peuvent également entraîner des diarrhées persistantes. Ces maladies se caractérisent par une réaction immunitaire excessive de l'organisme contre la flore intestinale, ce qui entraîne une inflammation de la muqueuse intestinale. Les symptômes typiques sont une diarrhée chronique, souvent sanglante, des crampes abdominales, une perte de poids et un épuisement général. Dans les cas graves, de la fièvre ou des douleurs articulaires peuvent également apparaître. Les personnes souffrant de troubles intestinaux inexpliqués et persistants ou de selles sanglantes devraient donc envisager un examen médical afin de déceler rapidement une maladie inflammatoire de l'intestin.

Certains médicaments peuvent également provoquer des diarrhées. Les antibiotiques peuvent modifier la flore intestinale naturelle, ce qui peut entraîner une prolifération excessive de certaines bactéries telles que *Clostridioides difficile*, qui provoquent des diarrhées graves et persistantes. D'autres médicaments, tels que certains antihypertenseurs, des agents chimiothérapeutiques ou des laxatifs, peuvent également affecter le transit intestinal et provoquer des diarrhées comme effet secondaire.

Les facteurs psychologiques peuvent également avoir une influence considérable sur la fonction intestinale. Le stress, l'anxiété ou le stress émotionnel peuvent modifier l'activité du système nerveux végétatif et entraîner une accélération des mouvements intestinaux, ce qui provoque des diarrhées. Cette forme de diarrhée survient souvent dans des situations stressantes et s'améliore dans des phases plus détendues, ce qui indique un lien étroit entre les processus psychiques et physiques dans le tube digestif.

La consistance, la couleur et la fréquence des selles peuvent donner de précieuses indications sur la cause sous-jacente de la diarrhée. Une diarrhée aqueuse, sans autre symptôme, est souvent due à une réaction gastro-intestinale inoffensive ou à une légère intolérance alimentaire. En revanche, une diarrhée muqueuse ou sanglante peut être le signe d'une maladie inflammatoire de l'intestin et doit être examinée de plus près. Des selles claires ou grasses et brillantes peuvent indiquer un trouble de la digestion des graisses, tandis que des selles verdâtres ou jaunâtres peuvent être dues à une modification de la flore intestinale ou à une infection par certains agents pathogènes.

Une modification à court terme de la fonction intestinale peut être inoffensive, en particulier si la diarrhée ne dure que quelques jours et qu'aucun autre symptôme grave n'apparaît. Cependant, une diarrhée récurrente ou persistante , associée à d'autres symptômes tels qu'une perte de poids, des douleurs abdominales persistantes ou des envies nocturnes d'aller à la selle, peut être le signe d'une maladie grave et doit faire l'objet d'une consultation médicale.

4.3.3. Flatulences

Les flatulences sont un phénomène fréquent qui résulte de la formation de gaz dans le tube digestif et qui peut avoir des causes physiologiques ou pathologiques. Les gaz présents dans l'intestin font naturellement partie du processus de digestion et résultent principalement de la décomposition des composants alimentaires par la flore intestinale et de l'ingestion d'air pendant que l'on mange ou que l'on boit. Bien que des flatulences occasionnelles soient normales, des flatulences plus fréquentes ou chroniques peuvent être le signe d'un trouble digestif sous-jacent, d'une altération de la flore intestinale ou d'une intolérance alimentaire.

L'apparition de flatulences est largement influencée par des facteurs alimentaires. Certains aliments comme les légumineuses, le chou, les oignons, les céréales complètes ou les aliments riches en fibres contiennent des glucides difficiles à digérer qui ne sont pas entièrement décomposés dans l'intestin grêle et qui sont fermentés par des bactéries dans le gros intestin. Ce processus produit des gaz tels que l'hydrogène, le méthane et le dioxyde de carbone, qui s'accumulent dans l'intestin et peuvent provoquer une sensation de plénitude désagréable, des douleurs abdominales ou une augmentation des pertes de vent. Les boissons gazeuses contribuent également à la formation de gaz, car elles apportent du dioxyde de carbone supplémentaire dans le tractus gastro-intestinal, qui doit être soit expulsé, soit éliminé par l'intestin.

Outre l'alimentation, une flore intestinale perturbée peut jouer un rôle essentiel dans l'apparition de flatulences. La flore intestinale est composée d'une multitude de bactéries qui ont une fonction centrale dans la digestion et l'utilisation des nutriments. Une dysbiose, c'est-à-dire un déséquilibre des bactéries intestinales, peut entraîner une production accrue de gaz par certains micro-organismes ou une perturbation de la régulation normale de la production de gaz. Un exemple courant de mauvaise colonisation de l'intestin est ce que l'on appelle le syndrome de surcroissance bactérienne, dans lequel des bactéries se propagent du gros intestin vers l'intestin grêle et y provoquent une production excessive de gaz. Les personnes atteintes de cette maladie souffrent souvent de ballonnements chroniques, de lourdeurs d'estomac, de diarrhées ou d'intolérance à certains glucides.

Les ballonnements peuvent également être provoqués par des intolérances alimentaires. Les personnes souffrant d'intolérance au lactose ne peuvent pas dégrader complètement le lactose, car il leur manque l'enzyme digestive lactase, ce qui entraîne une formation accrue de gaz dans l'intestin. Il en va de même pour l'intolérance au fructose, dans laquelle le fructose n'est pas suffisamment absorbé et fermente dans l'intestin ( ). Ces intolérances s'accompagnent souvent de ballonnements récurrents, de crampes abdominales ou de selles molles. Une auto-observation consciente de la réaction du corps à différents aliments peut aider à identifier les intolérances individuelles et à soulager les troubles par une adaptation ciblée de l'alimentation.

Le syndrome du côlon irritable est une autre cause fréquente de ballonnements persistants. Les personnes souffrant de ce trouble intestinal fonctionnel signalent une sensibilité accrue de l'intestin, associée à des ballonnements récurrents, des douleurs abdominales et des changements dans les habitudes de défécation. Les causes exactes du syndrome du côlon irritable ne sont pas totalement élucidées, mais on pense qu'une combinaison de flore intestinale altérée, de mouvements intestinaux perturbés et d'hypersensibilité du système nerveux aux stimuli d'étirement de l'intestin joue un rôle. Les troubles sont souvent associés au stress ou à certains aliments et peuvent être soulagés par des adaptations alimentaires ou des mesures ciblées de gestion du stress.

Outre les troubles digestifs, des facteurs psychiques peuvent également aggraver les ballonnements. Le système nerveux végétatif, qui régule l'activité du tractus gastro-intestinal, est sensible aux charges émotionnelles, au stress ou à l'anxiété. Dans les situations de stress, la mobilité normale de l'intestin peut être modifiée , ce qui entraîne soit une augmentation de la production de gaz, soit une mauvaise évacuation de ceux-ci. Les personnes qui souffrent de stress chronique font donc souvent état d'une sensation de plénitude accrue, de ballonnements ou d'une digestion irrégulière.

Dans certains cas, les ballonnements peuvent également être le signe de maladies plus graves. Les ballonnements chroniques associés à une perte de poids inexpliquée, à des diarrhées persistantes ou à la présence de sang dans les selles doivent faire l'objet d'un examen médical, car ils peuvent être le signe d'une maladie inflammatoire chronique de l'intestin, d'un trouble de la malabsorption ou, dans de rares cas, d'une maladie maligne. Une diminution de la fonction du pancréas, qui entraîne une production insuffisante d'enzymes digestives, peut également être à l'origine de ballonnements et d'une digestion perturbée des graisses.

Une auto-observation consciente des habitudes alimentaires, des symptômes associés et des schémas temporels des ballonnements peut aider à identifier les causes possibles. Les personnes qui souffrent de ballonnements récurrents peuvent tirer profit d'une documentation ciblée sur leur consommation alimentaire et la réaction de leur corps à différents aliments, afin d'identifier les intolérances individuelles ou les aliments problématiques. L'analyse visant à déterminer si les troubles surviennent plutôt lors de périodes de stress ou après certains repas peut également fournir de précieuses indications sur la cause sous-jacente.

Pour faire la différence entre des ballonnements inoffensifs et des troubles digestifs nécessitant un traitement, il est nécessaire d'évaluer ses propres symptômes de manière réaliste. Alors que les flatulences occasionnelles peuvent être dues à des facteurs alimentaires ou à des fluctuations digestives passagères, les flatulences persistantes ou associées à d'autres troubles doivent être observées de plus près.

4.3.4. Brûlures d'estomac

Les brûlures d'estomac sont un symptôme très répandu, causé par le reflux d'acide gastrique dans l'œsophage. Cette sensation de brûlure derrière le sternum peut être occasionnelle ou persister sous une forme chronique. Bien que les brûlures d'estomac occasionnelles soient généralement inoffensives, des brûlures d'estomac récurrentes ou très prononcées peuvent être le signe d'une maladie de reflux chronique qui, à long terme, peut endommager la muqueuse de l'œsophage. L'observation précise des déclencheurs, de l'intensité et de l'évolution des troubles peut aider à faire la différence entre des troubles occasionnels et une maladie nécessitant un traitement.

Le reflux d'acide gastrique, également appelé reflux gastro-œsophagien, se produit lorsque le sphincter entre l'estomac et l'œsophage ne fonctionne pas correctement. Normalement, ce muscle empêche le contenu de l'estomac de remonter dans l'œsophage. Toutefois, lorsque la pression dans l'estomac est élevée ou que le sphincter est affaibli, les sucs gastriques acides peuvent remonter et irriter la muqueuse sensible de l'œsophage. Cette irritation provoque la sensation typique de brûlure qui survient souvent après un repas ou en position couchée.

Différents facteurs peuvent favoriser l'apparition de brûlures d'estomac. Certains aliments, notamment les plats riches en graisses, acides ou fortement épicés, peuvent stimuler la production d'acide dans l'estomac et renforcer le reflux. Les boissons contenant de la caféine comme le café, le thé noir ou le cola ainsi que l'alcool peuvent également détendre le sphincter et faciliter ainsi le reflux des acides gastriques. Les agrumes, les tomates, le chocolat et les aliments fortement transformés sont particulièrement connus pour déclencher ou aggraver les brûlures d'estomac.

Le surpoids peut également jouer un rôle dans l'apparition des brûlures d'estomac, car une pression accrue dans l'abdomen pousse le contenu de l'estomac vers le haut et exerce une pression supplémentaire sur le sphincter. Les personnes souffrant d'un surpoids important ou d'une augmentation de la taille de l'abdomen signalent plus souvent des brûlures d'estomac persistantes, en particulier après les repas ou en position couchée. La grossesse peut également entraîner une aggravation temporaire des symptômes, car l'augmentation de la pression sur l'estomac favorise les remontées acides.

La position du corps a également une influence décisive sur l'apparition des brûlures d'estomac. De nombreuses personnes concernées ressentent des troubles accrus lorsqu'elles s'allongent après le repas ou travaillent dans une position penchée en avant. Une posture droite après le repas peut aider à réduire le reflux d'acide gastrique, car la gravité maintient le liquide gastrique en bas. Dans les cas graves, il peut être utile de dormir avec le torse légèrement surélevé afin d'éviter les brûlures d'estomac nocturnes.

Le stress et les tensions psychologiques peuvent également jouer un rôle important dans l'apparition et l'aggravation des brûlures d'estomac. Sous l'effet du stress, la régulation du système nerveux végétatif est modifiée, ce qui peut entraîner une augmentation de la production d'acide dans l'estomac. De nombreuses personnes signalent une augmentation des brûlures d'estomac en période de stress ou de forte charge émotionnelle. Les brûlures d'estomac liées au stress peuvent en outre être aggravées par des modifications des habitudes alimentaires, par exemple en mangeant à la hâte, en prenant des repas irréguliers ou en consommant davantage d'aliments riches en caféine ou en graisses.

Des brûlures d'estomac récurrentes ou chroniques peuvent être le signe d'une maladie de reflux gastro-œsophagien. Cette maladie survient lorsque le reflux d'acide gastrique est permanent et que la muqueuse de l'œsophage est endommagée. Les personnes atteintes de reflux chronique souffrent souvent de brûlures d'estomac récurrentes, de remontées acides ou d'une sensation désagréable de pression dans la partie supérieure de l'abdomen. Dans certains cas, des maux de gorge, un enrouement ou une toux irritative chronique peuvent également apparaître, car les remontées d'acide gastrique irritent les muqueuses de la gorge et des voies respiratoires.

Une lésion à long terme de la muqueuse œsophagienne due à un reflux persistant peut entraîner de graves complications. Des irritations répétées de la muqueuse peuvent provoquer des changements inflammatoires appelés œsophagite de reflux. Dans les cas graves, des ulcères ou des cicatrices peuvent se former, rendant difficile le passage des aliments dans l'œsophage. Dans de rares cas, le reflux chronique peut également augmenter le risque de modifications malignes de la muqueuse œsophagienne.

L'auto-observation consciente des troubles, de leur évolution et des facteurs d'influence possibles peut aider à identifier les déclencheurs individuels et à prendre des mesures ciblées pour soulager les symptômes. Les personnes souffrant de brûlures d'estomac récurrentes peuvent tirer profit d'une documentation ciblée sur leur alimentation, leur niveau de stress et leur posture afin d'identifier des modèles et des corrélations. Une adaptation de l'alimentation, une gestion consciente du stress et une posture droite après les repas peuvent, dans de nombreux cas, contribuer à réduire les symptômes.

La différenciation entre brûlures d'estomac occasionnelles et pathologiques nécessite une évaluation réaliste de ses propres symptômes. Alors que les brûlures d'estomac occasionnelles après des repas copieux ou en période de stress sont considérées comme bénignes, les symptômes récurrents ou persistants doivent être examinés par un médecin, surtout s'ils s'accompagnent d'une perte de poids, de difficultés à avaler ou d'un enrouement persistant.

4.4 Appareil locomoteur : douleurs articulaires, crampes musculaires, douleurs dorsales

L'appareil locomoteur comprend les os, les articulations, les muscles, les tendons et les ligaments et est responsable de la mobilité, de la stabilité et de la résistance du corps. Les troubles tels que les douleurs articulaires, les crampes musculaires et les maux de dos font partie des symptômes les plus fréquents que les personnes rencontrent au cours de leur vie.

4.4.1. Douleurs articulaires

Les douleurs articulaires sont un symptôme fréquent qui peut être causé par une multitude de facteurs et dont l'intensité et l'évolution peuvent varier considérablement. Les causes vont des surcharges passagères aux troubles systémiques touchant l'ensemble de l'organisme, en passant par les maladies inflammatoires et dégénératives. L'observation précise de l'évolution de la douleur, des éventuels symptômes associés et des facteurs d'influence externes peut aider à distinguer les troubles articulaires bénins de ceux qui nécessitent un traitement.

Les douleurs articulaires peuvent être soit de nature inflammatoire, soit de nature mécanique. Les maladies articulaires inflammatoires telles que la polyarthrite rhumatoïde se caractérisent par une réaction immunitaire excessive contre les propres tissus de l'organisme. Cette forme de maladie articulaire s'accompagne souvent de douleurs, de gonflements, d'échauffements et d'une mobilité réduite des articulations concernées. Une caractéristique typique des douleurs articulaires inflammatoires est la raideur matinale, qui s'améliore progressivement après un certain temps de mouvement. Ces symptômes apparaissent parce que les processus inflammatoires s'intensifient pendant la nuit et que les articulations sont mieux irriguées par le sang grâce au mouvement, ce qui entraîne une diminution de la raideur.

En revanche, les douleurs articulaires mécaniques sont dues à l'usure, à une mauvaise sollicitation ou à un surmenage aigu. L'arthrose, l'une des causes les plus fréquentes de douleurs articulaires mécaniques, est une maladie dégénérative qui se caractérise par la dégradation progressive du cartilage articulaire. Les douleurs apparaissent typiquement à l'effort et s'améliorent au repos, car le cartilage subit une irritation supplémentaire sous l'effet de la pression mécanique. Aux premiers stades de l'arthrose, les personnes concernées font souvent état de douleurs au démarrage qui s'atténuent après les premiers mouvements de la journée , tandis qu'à un stade plus avancé, des douleurs au repos peuvent également apparaître.

Les douleurs articulaires qui apparaissent soudainement et sans contrainte apparente peuvent être causées par une inflammation aiguë des articulations. L'arthrite infectieuse survient lorsque des bactéries ou d'autres agents pathogènes pénètrent dans une articulation et y provoquent une réaction inflammatoire. Cette forme d'inflammation articulaire s'accompagne généralement de fortes douleurs, d'un gonflement notable et d'un échauffement de la zone touchée. Dans certains cas, il peut également s'agir d'une arthrite goutteuse, qui résulte d'une accumulation excessive de cristaux d'acide urique dans les articulations. Les crises de goutte sont généralement soudaines et touchent souvent l'articulation du gros orteil, mais peuvent également affecter d'autres articulations.

Les douleurs articulaires associées à des maladies systémiques peuvent être le signe d'une maladie auto-immune ou d'un trouble métabolique. Le lupus érythémateux ou d'autres collagénoses peuvent s'accompagner de douleurs articulaires diffuses, qui touchent souvent plusieurs articulations à la fois et s'accompagnent d'autres symptômes tels que des modifications de la peau, de la fatigue ou une atteinte d'organes. Des troubles endocriniens, tels qu'une hypothyroïdie, peuvent également influencer la santé des articulations et entraîner des douleurs, des gonflements ou une faiblesse musculaire.

Une autre cause possible de douleurs articulaires est une perturbation des structures musculaires ou tendineuses qui entourent l'articulation. Les tendinites, également appelées tendinites, sont souvent dues à une surcharge chronique ou à des mouvements répétitifs qui entraînent une irritation persistante des tendons. Ce type de douleur survient généralement lors de certains mouvements ou efforts et s'améliore au repos. Les articulations de l'épaule, du coude et du genou sont particulièrement touchées, car elles sont soumises à des contraintes mécaniques particulièrement élevées.

Outre les causes physiques, des facteurs psychologiques peuvent également renforcer la perception des douleurs articulaires. Les personnes souffrant de stress chronique ou d'une sensibilité accrue à la douleur font souvent état de douleurs articulaires persistantes, bien qu'il n'y ait pas de dommages structurels. Cela s'explique par le fait que le système nerveux développe un traitement modifié de la douleur lorsqu'il est soumis à une tension permanente, ce qui fait que même des stimuli légers peuvent être perçus comme désagréables.

Une auto-observation précise des douleurs articulaires peut aider à identifier les causes possibles et à prendre la bonne décision quant à une évaluation médicale. Les personnes souffrant de douleurs articulaires récurrentes ou persistantes peuvent tirer profit d'une documentation ciblée sur leurs douleurs afin d'identifier le lien avec certaines activités, des facteurs d'influence extérieurs ou d'autres symptômes . Analyser si les douleurs surviennent plutôt le matin ou le soir, si elles sont modifiées par le mouvement ou le repos, et si elles sont associées à des gonflements, des rougeurs ou une sensation de chaleur, peut fournir de précieux indices sur la cause sous-jacente.

La différenciation entre les douleurs articulaires passagères et les maladies nécessitant un traitement exige une évaluation réaliste de ses propres symptômes. Alors que des douleurs articulaires occasionnelles après un effort inhabituel ou une activité sportive sont généralement inoffensives, des troubles persistants ou croissants devraient être examinés par un médecin, en particulier s'ils s'accompagnent de restrictions de mouvement, d'un gonflement ou d'autres symptômes systémiques.

4.4.2. Crampes musculaires

Les crampes musculaires sont des contractions soudaines et involontaires d'un muscle ou d'un groupe de muscles, qui s'accompagnent de douleurs et d'un durcissement temporaire des tissus concernés. Bien que les crampes musculaires soient inoffensives dans la plupart des cas, elles peuvent avoir un impact considérable sur le bien-être quotidien, surtout si elles surviennent fréquemment ou dans certaines situations. L'observation précise de la fréquence, de l'intensité et des éventuels facteurs concomitants peut aider à distinguer les crampes musculaires passagères de celles qui nécessitent un traitement.

Les crampes musculaires surviennent souvent au repos ou pendant l'activité physique et peuvent être déclenchées par différents facteurs. L'une des causes les plus fréquentes est une perturbation de l'équilibre électrolytique, notamment une carence en minéraux tels que le magnésium, le potassium ou le calcium. Ces minéraux sont essentiels au fonctionnement normal des cellules musculaires, car ils participent à la régulation de l'excitabilité nerveuse et musculaire. Une carence en magnésium ou en potassium peut entraîner une contraction incontrôlée des fibres musculaires et les empêcher de se détendre correctement. Les personnes qui transpirent beaucoup, par exemple en faisant du sport ou par des températures élevées, perdent notamment davantage d'électrolytes et peuvent ainsi être plus sensibles aux crampes musculaires.

Le manque de liquide est une autre cause fréquente de crampes musculaires. Lorsque le corps n'est pas suffisamment approvisionné en eau, il se produit une modification de la conduction entre les cellules nerveuses et le tissu musculaire. Cela peut entraîner une contraction et un durcissement incontrôlés des muscles. Les personnes âgées sont particulièrement touchées par les contractions musculaires spasmodiques, car la régulation de l'équilibre hydrique et de la répartition des électrolytes se modifie avec l'âge.

Les crampes musculaires surviennent également souvent après une activité physique intense ou un effort inhabituel. En particulier lors d'activités sportives prolongées ou d'une sollicitation musculaire continue, il se produit une excitabilité accrue des muscles, qui peut se manifester sous forme de crampes soudaines. Les groupes de muscles qui ont été fortement sollicités pendant l'activité, comme les muscles du mollet après une longue course ou les mains après des mouvements de préhension répétés, sont particulièrement touchés. Cette forme de crampes musculaires est due au fait que les cellules musculaires ne sont pas suffisamment approvisionnées en oxygène et en nutriments en raison de la sollicitation continue, ce qui modifie le seuil d'excitation des muscles.

Outre les causes aiguës, les crampes musculaires peuvent, dans de rares cas, être le signe de maladies neurologiques ou de troubles métaboliques. Les maladies du système nerveux, telles que la sclérose latérale amyotrophique ou la neuropathie périphérique, peuvent entraîner des contractions musculaires incontrôlées qui ne peuvent être expliquées par des facteurs externes. Ces crampes sont souvent associées à d'autres symptômes tels que la faiblesse musculaire, l'engourdissement ou les troubles de la coordination.

Des maladies métaboliques telles qu'une hypothyroïdie ou un trouble du métabolisme du calcium peuvent également favoriser les crampes musculaires. Un faible taux de calcium dans le sang peut rendre les muscles hypersensibles aux stimuli et provoquer des contractions spasmodiques même en cas de faible effort. Les personnes souffrant de maladies chroniques du foie ou des reins signalent également plus souvent crampes musculaires, car l'équilibre minéral est affecté par le dysfonctionnement des organes.

Certains médicaments sont une autre cause possible de crampes musculaires. Les diurétiques, souvent utilisés pour traiter l'hypertension ou l'insuffisance cardiaque, peuvent influencer l'équilibre du potassium et du magnésium et ainsi déclencher des crampes musculaires. Les hypocholestérolémiants ou les médicaments contre l'ostéoporose peuvent également avoir comme effet secondaire une tendance accrue aux crampes musculaires.

L'auto-observation consciente des crampes musculaires peut aider à identifier les causes possibles et à prendre des mesures ciblées pour soulager les symptômes. Les personnes qui souffrent régulièrement de crampes musculaires peuvent tirer profit d'une documentation ciblée sur les crampes afin d'identifier les liens entre l'alimentation, l'équilibre hydrique, l'activité physique et les habitudes de sommeil. Analyser si les crampes surviennent plus souvent la nuit, après une activité sportive ou pendant des périodes de stress peut fournir de précieuses indications sur la cause sous-jacente.

Pour différencier les crampes musculaires bénignes de celles qui nécessitent un traitement, il est nécessaire de procéder à une évaluation réaliste de ses propres symptômes. Alors que des crampes occasionnelles suite à un effort inhabituel ou à un manque de liquide sont généralement sans danger, des crampes musculaires récurrentes, persistantes ou associées à d'autres symptômes doivent faire l'objet d'un examen médical.

4.4.3. Maux de dos

Les douleurs dorsales font partie des troubles les plus fréquents de l'appareil locomoteur et peuvent être causées aussi bien par des tensions musculaires inoffensives que par des maladies graves de la colonne vertébrale ou du système nerveux. Leur intensité, leur évolution et les symptômes qui les accompagnent peuvent varier considérablement, c'est pourquoi une auto-observation consciente est nécessaire pour faire la différence entre les douleurs passagères et les maladies nécessitant un traitement. L'analyse précise du type de douleur, de ses déclencheurs et des symptômes qui l'accompagnent peut aider à mieux cerner la cause des troubles.

De nombreuses douleurs dorsales sont dues à des déséquilibres musculaires, à une mauvaise posture ou à un manque d'activité physique. Le mode de vie moderne, caractérisé par de longues heures passées en position assise, des efforts unilatéraux et une activité physique insuffisante, a pour conséquence que certains groupes de muscles sont surmenés, tandis que d'autres sont affaiblis. La musculature du bas du dos est souvent particulièrement touchée, car elle joue un rôle central dans la stabilisation de la colonne vertébrale. Les tensions et les mauvaises postures peuvent entraîner des douleurs persistantes, qui s'intensifient souvent après de longues périodes en position assise ou des efforts physiques . Cette forme de mal de dos s'atténue généralement au bout de quelques jours ou semaines, en particulier si des exercices physiques ciblés ou des techniques d'assouplissement sont appliqués.

Outre les causes musculaires, des modifications structurelles de la colonne vertébrale peuvent également provoquer des douleurs dorsales. Les modifications dégénératives des disques intervertébraux, qui apparaissent avec l'âge ou à la suite de mauvaises sollicitations persistantes, sont une cause fréquente de douleurs dorsales chroniques. Les disques intervertébraux servent d'amortisseurs entre les corps vertébraux et perdent de leur élasticité avec le temps. En cas de hernie discale, le noyau gélatineux interne du disque s'échappe et peut exercer une pression sur les nerfs environnants. Dans de tels cas, on observe souvent non seulement des douleurs dorsales, mais aussi des douleurs irradiant dans les jambes ou les bras, des sensations d'engourdissement ou une faiblesse musculaire.

Les douleurs dorsales associées à des symptômes neurologiques peuvent indiquer une compression nerveuse ou une lésion de la moelle épinière. Si la douleur est associée à des troubles de la sensibilité, des fourmillements ou une faiblesse musculaire, cela indique qu'un nerf est irrité ou pincé. Les douleurs dorsales qui s'accompagnent d'une faiblesse soudaine des jambes, de problèmes pour marcher ou d'un dysfonctionnement de la vessie ou des intestins sont particulièrement inquiétantes, car elles peuvent indiquer une atteinte grave des voies nerveuses. Dans de tels cas , une consultation médicale immédiate est nécessaire afin d'éviter des dommages irréversibles.

Outre les modifications dégénératives et les problèmes de disques intervertébraux, les maladies inflammatoires ou rhumatismales peuvent également provoquer des douleurs dorsales chroniques. La spondylarthrite ankylosante est une maladie inflammatoire de la colonne vertébrale qui touche surtout les personnes jeunes et peut entraîner un enraidissement progressif de la colonne vertébrale. Les douleurs apparaissent typiquement au repos et s'améliorent avec le mouvement. Les personnes qui souffrent de douleurs dorsales nocturnes persistantes, de raideurs matinales ou d'une mobilité réduite de la colonne vertébrale devraient surveiller ces symptômes de manière ciblée afin de détecter rapidement une cause inflammatoire.

Les modifications ostéoporotiques de la colonne vertébrale peuvent également provoquer des douleurs dorsales, en particulier chez les personnes âgées ou les personnes présentant un risque accru de perte osseuse. L'ostéoporose entraîne une diminution de la densité osseuse, ce qui fait que les corps vertébraux perdent de leur stabilité et deviennent plus vulnérables aux fractures. Ce type de mal de dos survient souvent soudainement et peut être déclenché par des mouvements quotidiens ou des efforts minimes.

Outre ces causes structurelles, les douleurs dorsales peuvent également être causées par des maladies d'organes internes. Les maladies des reins, comme les calculs rénaux ou une inflammation du bassinet, peuvent provoquer de fortes douleurs dans le bas du dos , souvent accompagnées de fièvre, de nausées ou de problèmes urinaires. Les maladies du pancréas ou de l'intestin peuvent également provoquer des douleurs dorsales, surtout si elles sont associées à des troubles digestifs ou à des douleurs abdominales peu claires.

Les facteurs psychiques peuvent également jouer un rôle essentiel dans l'apparition et la chronicité des douleurs dorsales. Le stress, les charges émotionnelles ou l'anxiété peuvent augmenter la tension musculaire et ainsi aggraver les tensions ou les douleurs dans le dos. Les personnes souffrant de stress chronique font souvent état de douleurs dorsales persistantes qui ne s'expliquent pas par des modifications structurelles.

L'auto-observation consciente des maux de dos, de leur évolution et des éventuels symptômes associés peut aider à distinguer les troubles bénins de ceux qui nécessitent un traitement. Les personnes souffrant de maux de dos récurrents ou persistants peuvent tirer profit d'une documentation ciblée de leurs symptômes afin d'identifier des modèles ou des facteurs déclencheurs. Analyser si la douleur est influencée par le mouvement ou le repos, si elle est associée à des symptômes neurologiques ou si elle réagit à des contraintes extérieures peut fournir de précieux indices sur la cause sous-jacente.

La différenciation entre les maux de dos occasionnels et ceux qui nécessitent un traitement nécessite une évaluation réaliste de ses propres douleurs sur . Alors que les douleurs dorsales aiguës consécutives à un effort physique inhabituel sont généralement bénignes et peuvent être soulagées par des mouvements ciblés ou des techniques de relaxation, les douleurs persistantes ou croissantes associées à d'autres symptômes tels qu'une faiblesse musculaire, des engourdissements ou des troubles organiques doivent faire l'objet d'un examen médical.

4.5 Peau et muqueuses : maladies dermatologiques et systémiques

La peau et les muqueuses assument une fonction protectrice centrale dans le corps humain et sont en même temps un miroir de la santé intérieure. Des modifications sous forme d'éruptions cutanées, de démangeaisons ou de changements de couleur peuvent être des indices de maladies dermatologiques locales ou de troubles de santé systémiques.

4.5.1. *Eruptions cutanées*

Les éruptions cutanées se manifestent sous différentes formes et à différents degrés et peuvent être causées aussi bien par des irritants externes que par des maladies internes. La peau est le plus grand organe du corps humain et n'assume pas seulement une fonction de protection, mais reflète également des processus internes. Les modifications de la peau peuvent indiquer des réactions allergiques , des infections, des maladies inflammatoires de la peau ou des maladies auto-immunes. L'observation précise des modifications cutanées, de leur évolution dans le temps, des symptômes qui les accompagnent ainsi que des éventuels facteurs déclenchants peut aider à distinguer les maladies cutanées inoffensives de celles qui nécessitent un traitement.

Les éruptions cutanées peuvent être provoquées par le contact avec des substances irritantes externes. Les dermatites de contact sont une cause fréquente d'irritation de la peau et peuvent être déclenchées par une irritation directe ou par des réactions allergiques à certaines substances. La dermatite de contact irritante survient lorsque des produits chimiques agressifs, des savons ou des détergents endommagent la barrière protectrice naturelle de la peau et provoquent une réaction inflammatoire. La peau présente alors des rougeurs, une sécheresse, des sensations de tension ou des zones fissurées, souvent associées à des démangeaisons ou des brûlures. La dermatite de contact allergique, quant à elle, survient lorsque le système immunitaire réagit de manière hypersensible à certaines substances telles que les parfums, le nickel, le latex ou les composants végétaux. Cette réaction peut être retardée et se manifester par des vésicules qui démangent, des gonflements ou de l'eczéma.

Les éruptions cutanées infectieuses sont causées par des virus, des bactéries ou des champignons et présentent différents schémas en fonction de l'agent pathogène. Les maladies cutanées virales telles que la varicelle, la rougeole ou le zona provoquent souvent des vésicules caractéristiques ou des rougeurs en forme de taches qui peuvent s'étendre à certaines zones de la peau ou à l'ensemble du corps. Les infections bactériennes telles que l'impétigo ou les érythèmes fessiers surviennent lorsque des bactéries pénètrent dans la peau et y provoquent des processus inflammatoires. Ces infections peuvent se caractériser par des lésions cutanées suintantes, squameuses ou purulentes. Les infections fongiques touchent souvent des zones cutanées chaudes et humides comme la région de l'aine, les pieds ou les plis cutanés et se manifestent par des modifications rondes, rouges ou squameuses avec une accentuation typique des bords.

Les maladies inflammatoires chroniques de la peau sont souvent dues à une réaction immunitaire mal orientée, qui entraîne des poussées récurrentes. La dermatite atopique est une maladie de peau courante qui s'accompagne de démangeaisons persistantes, d'une peau sèche et d'un eczéma inflammatoire. Les personnes concernées signalent souvent une aggravation des symptômes due au stress, aux influences climatiques ou à certains aliments. La peau est particulièrement sensible et a tendance à réagir aux stimuli extérieurs par des rougeurs, des épaississements ou des zones suintantes. Le psoriasis est une autre maladie inflammatoire chronique de la peau qui se caractérise par des squames blanc argenté sur des zones de peau rouge et qui apparaît souvent sur les coudes, les genoux, le cuir chevelu ou au niveau des ongles. Cette maladie est causée par une accélération de la formation de nouvelles cellules de la peau, ce qui entraîne une desquamation excessive et des réactions inflammatoires.

Les maladies auto-immunes peuvent également s'accompagner de modifications cutanées caractéristiques. Le lupus érythémateux peut provoquer des rougeurs cutanées sur le visage, typiquement en forme de papillon sur les joues et l'arête du nez. La sclérodermie peut entraîner un durcissement et un épaississement de la peau, tandis que la dermatomyosite peut provoquer des décolorations violettes ou bleutées de la peau autour des yeux et des articulations des doigts. Ces modifications cutanées sont souvent associées à d'autres troubles systémiques tels que des douleurs articulaires, une faiblesse musculaire ou une fatigue générale.

Les éruptions cutanées peuvent également être déclenchées par des réactions de l'organisme aux médicaments ou aux aliments. Les allergies aux médicaments se manifestent souvent par l'apparition soudaine de taches rouges, de papules ou de réactions cutanées prurigineuses qui peuvent s'étendre à l'ensemble du corps. Dans les cas graves, un gonflement des muqueuses, voire un choc anaphylactique potentiellement mortel, peuvent se produire. Les allergies alimentaires peuvent également s'accompagner de réactions cutanées, en particulier lorsqu'elles provoquent de l'urticaire ou un eczéma prurigineux en raison de la libération d'histamine.

Les facteurs psychologiques peuvent également influencer la santé de la peau. Le stress chronique peut affaiblir la barrière cutanée et entraîner une augmentation des irritations, des inflammations ou de l'eczéma. Les personnes souffrant d'éruptions cutanées liées au stress rapportent souvent une aggravation des symptômes dans des situations stressantes ou sous pression émotionnelle.

L'auto-observation consciente des lésions cutanées peut aider à faire la différence entre une irritation passagère et une maladie cutanée grave. L'analyse de caractéristiques telles que la couleur, la forme, l'étendue et la durée de l'éruption, ainsi que d'éventuels symptômes associés tels que démangeaisons, gonflements ou douleurs, peut fournir de précieux indices sur la cause sous-jacente. L'observation de l'apparition des lésions cutanées dans certaines situations ou après un contact avec certaines substances peut également contribuer à identifier les éventuels déclencheurs.

Alors que les éruptions cutanées occasionnelles peuvent être causées par des stimuli externes ou des intolérances de courte durée, les modifications cutanées persistantes ou qui s'étendent doivent être examinées par un médecin. Les éruptions cutanées qui s'accompagnent de fièvre, de douleurs intenses, de gonflements ou de symptômes généraux tels que la fatigue ou la perte de poids requièrent une attention particulière.

4.5.2. Démangeaisons

Le prurit est un symptôme fréquent et complexe qui peut être causé par des problèmes cutanés localisés ou par des maladies systémiques. Il peut être passager ou persister sur pendant une longue période et s'accompagner ou non de modifications cutanées visibles. Les démangeaisons sont dues à l'activation de certaines fibres nerveuses dans la peau, qui envoient des signaux au cerveau et déclenchent l'envie de se gratter. Bien que le grattage apporte souvent un soulagement à court terme, il peut continuer à irriter la peau et entraîner une intensification des démangeaisons, ce qui peut créer un cercle vicieux. L'observation précise de l'intensité, de l'évolution et des éventuels symptômes associés peut aider à distinguer les causes bénignes des causes nécessitant un traitement.

L'une des causes les plus fréquentes des démangeaisons est la sécheresse de la peau. En particulier pendant les mois d'hiver ou suite à des lavages fréquents avec des détergents dégraissants, la peau peut perdre son humidité, ce qui la rend rugueuse, squameuse et sensible. Dans de tels cas, les démangeaisons apparaissent généralement sans autres modifications de la peau et touchent de préférence les jambes inférieures, les bras ou le dos. Les personnes ayant une peau sèche signalent souvent des démangeaisons accrues après des douches chaudes ou lorsque l'air ambiant est sec. Un soin de la peau ciblé avec des substances relipidantes et hydratantes peut aider à renforcer la barrière cutanée et à soulager les démangeaisons.

Les démangeaisons peuvent également être déclenchées par des irritations cutanées ou des réactions allergiques. Le contact avec certaines substances telles que les parfums, les métaux ou les textiles peut provoquer une dermatite de contact allergique, qui s'accompagne de rougeurs, de vésicules ou de modifications squameuses de la peau. Les piqûres d'insectes ou le contact avec des plantes peuvent également déclencher des réactions inflammatoires locales accompagnées de fortes démangeaisons. Dans de tels cas, les démangeaisons apparaissent souvent immédiatement après le contact avec la substance irritante et touchent de préférence les parties de la peau qui ont été en contact direct avec la substance.

Les maladies chroniques de la peau telles que la dermatite atopique ou le psoriasis sont également associées à des démangeaisons persistantes. Les personnes atteintes de dermatite atopique souffrent d'une peau sèche et sensible, sujette à l'eczéma, aux rougeurs et aux démangeaisons. Les démangeaisons peuvent s'intensifier, en particulier la nuit ou dans des situations de stress, et entraînent souvent des marques de grattage ou des zones de peau épaissie. Le psoriasis s'accompagne de zones de peau squameuse et rougeâtre, qui apparaissent surtout sur les coudes, les genoux ou le cuir chevelu. Les démangeaisons dues au psoriasis sont généralement légères à modérées, mais peuvent être aggravées par des irritants ou une contrainte mécanique.

Outre les maladies de la peau, les démangeaisons peuvent également être le signe de maladies systémiques. Les maladies du foie, notamment une fonction biliaire perturbée, peuvent entraîner une accumulation d'acides biliaires dans le sang, qui se manifeste par des démangeaisons généralisées. Les personnes atteintes de maladies du foie signalent souvent des démangeaisons qui apparaissent surtout sur la paume des mains, la plante des pieds ou sur l'ensemble du corps, sans qu'il y ait de modifications visibles de la peau.

Les maladies rénales sont une autre cause possible de démangeaisons persistantes. Les patients souffrant d'insuffisance rénale chronique développent souvent des démangeaisons dues à un trouble de l'élimination de certains produits métaboliques. Les démangeaisons apparaissent souvent de manière symétrique sur les bras, les jambes ou le dos et peuvent s'intensifier le soir ou après un effort physique.

Des troubles du métabolisme du sucre dans le sang, notamment le diabète sucré, peuvent également provoquer des démangeaisons. Une concentration élevée et permanente de glucose dans le sang peut irriter les terminaisons nerveuses de la peau et provoquer des démangeaisons désagréables. Les personnes atteintes de diabète signalent souvent des démangeaisons sur les jambes, au niveau des plis ou aux endroits où la peau est sèche. Surtout si les démangeaisons sont associées à d'autres symptômes tels qu'une soif accrue, des mictions fréquentes ou une mauvaise cicatrisation, cela peut indiquer un contrôle insuffisant de la glycémie.

Les maladies neurologiques peuvent également être à l'origine de démangeaisons. Des irritations ou des lésions nerveuses, telles que celles observées en cas de zona ou de sclérose en plaques, peuvent provoquer des démangeaisons qui n'apparaissent souvent que sur un côté du corps ou sur certains segments de la peau. Ces démangeaisons dites neuropathiques peuvent se manifester par des picotements, des brûlures ou des piqûres désagréables et ne réagissent souvent pas aux médicaments anti-démangeaisons traditionnels.

Des facteurs psychiques tels que le stress, l'anxiété ou le stress émotionnel peuvent accentuer les démangeaisons, voire les déclencher. Les personnes souffrant de stress chronique rapportent souvent des sensations de démangeaisons diffuses et généralisées sans modifications cutanées apparentes. Ces démangeaisons psychogènes peuvent être soulagées par une distraction ou des techniques de relaxation, mais elles s'intensifient souvent pendant les périodes de repos ou dans des situations de forte charge émotionnelle.

L'auto-observation consciente des démangeaisons peut aider à distinguer les causes passagères des causes plus sérieuses. Il est particulièrement important d'être attentif aux symptômes associés tels que les modifications de la peau, le jaunissement de la peau, les gonflements, la fatigue ou les changements de poids peu clairs. L'évolution des démangeaisons dans le temps, si elles surviennent plutôt le jour ou la nuit, si elles s'intensifient dans certaines situations ou si elles peuvent être soulagées temporairement en se grattant, peut également fournir de précieuses indications sur la cause sous-jacente.

Alors que les démangeaisons occasionnelles dues à la sécheresse de la peau ou à des stimuli externes sont généralement inoffensives et peuvent être soulagées par des soins cutanés ciblés ou en évitant les substances irritantes, les démangeaisons persistantes, inexpliquées ou associées à d'autres symptômes doivent être examinées par un médecin. En particulier lorsque les démangeaisons persistent pendant des semaines, qu'aucune cause évidente n'est identifiée ou qu'elles s'étendent à tout le corps, un examen médical peut s'avérer nécessaire afin de détecter rapidement d'éventuelles maladies systémiques et de mettre en place un traitement ciblé.

4.5.3. Changements de couleur

Les changements de couleur de la peau sont un signe important de maladies dermatologiques et systémiques et peuvent fournir de précieux indices sur les problèmes de santé sous-jacents. La peau reflète souvent des processus internes, de sorte que les modifications de sa coloration ne sont pas seulement localisées, mais peuvent également indiquer des processus complexes dans l'ensemble de l'organisme. Les rougeurs sont souvent dues à des réactions inflammatoires, qui sont soit causées par des facteurs externes tels que des irritants, des infections ou des allergies, soit dues à une maladie interne. Une rougeur soudaine et étendue peut indiquer une inflammation aiguë ou une réaction allergique, tandis que des rougeurs persistantes ou récurrentes associées à des démangeaisons ou à une desquamation de la peau peuvent être le signe d'une maladie chronique de la peau comme la rosacée ou le psoriasis. En revanche, la pâleur est souvent la conséquence d'une diminution de la circulation sanguine ou d'une anémie. Une pâleur prononcée peut être le signe d'un faible taux d'hémoglobine dans le sang, ce qui peut indiquer une carence en fer, des maladies chroniques ou des pertes de sang.

Les modifications jaunâtres de la peau sont typiquement le signe d'une fonction hépatique perturbée. La coloration jaune, également connue sous le nom d'ictère, est due à une concentration élevée de bilirubine dans le sang, un produit de dégradation de l'hémoglobine. Une coloration jaune qui affecte non seulement la peau, mais aussi les muqueuses ou le blanc des yeux, peut être le signe de maladies du foie telles que l'hépatite, la cirrhose ou des troubles des voies biliaires. Dans certains cas, une légère coloration jaune peut également être causée par une absorption excessive de caroténoïdes provenant d'aliments tels que les carottes ou les courges, ce qui est généralement inoffensif et ne provoque pas d'autres symptômes. Une observation attentive d'autres symptômes tels que des démangeaisons, de la fatigue ou des problèmes digestifs peut aider à délimiter plus précisément la cause.

Une coloration bleutée de la peau, également appelée cyanose, se produit lorsque le sang n'est pas suffisamment oxygéné. Cette modification peut être localisée, par exemple au niveau des doigts ou des lèvres, ou concerner l'ensemble du corps. Une coloration bleutée de la peau se produit souvent en cas de maladies du système cardiovasculaire ou des poumons, car un apport insuffisant d'oxygène dans les tissus entraîne la perméabilité du sang pauvre en oxygène dans les vaisseaux superficiels. Une détresse respiratoire aiguë associée à une coloration bleutée de la peau est un signe sérieux d'une éventuelle maladie pulmonaire ou d'une insuffisance cardiaque et doit faire l'objet d'une consultation médicale urgente.

Les changements de pigmentation de la peau sont un autre signe important qui peut être dû à des causes hormonales, génétiques ou métaboliques. Des taches sombres ou une pigmentation irrégulière apparaissent souvent en cas de changements hormonaux, par exemple pendant la grossesse ou suite à la prise de préparations hormonales. Certains troubles métaboliques, comme la maladie d'Addison, entraînent également une pigmentation accrue de la peau, en particulier sur les zones exposées comme le visage ou la paume des mains. Un changement soudain ou asymétrique de la pigmentation doit être surveillé de près, car des zones de peau irrégulières et plus foncées peuvent également être le signe de changements malins tels que le cancer de la peau. Une auto-observation attentive, associée à un examen précis par un professionnel, peut aider à faire la différence entre les changements de pigmentation inoffensifs et les maladies nécessitant un traitement.

4.6 Symptômes neurologiques : maux de tête, engourdissement, vertiges

Le système nerveux est responsable du contrôle de presque toutes les fonctions corporelles, y compris le mouvement, la perception et les processus de pensée. Les symptômes tels que les maux de tête, l'engourdissement et les vertiges peuvent être dus à une multitude de causes, allant de réactions inoffensives du corps à des maladies neurologiques graves.

4.6.1. Maux de tête et migraines

Les maux de tête font partie des troubles neurologiques les plus fréquents et peuvent varier considérablement en termes d'intensité, de durée et de cause. Il s'agit non seulement d'un symptôme très répandu, mais aussi d'un phénomène complexe qui peut être le signe d'une multitude de déclencheurs et de maladies différents. Il est essentiel de distinguer précisément le type de maux de tête, les symptômes qui les accompagnent et leurs causes possibles, afin de pouvoir faire la différence entre des troubles bénins et passagers et des maladies neurologiques graves. Les maux de tête peuvent être primaires, c'est-à-dire qu'ils ne sont pas liés à une maladie organique sous-jacente, ou secondaires, c'est-à-dire qu'ils sont le symptôme d'un autre problème de santé. La gamme s'étend des céphalées de tension, déclenchées par des tensions musculaires ou le stress, aux migraines, en passant par des causes plus graves telles que des inflammations, des troubles de la circulation sanguine ou une pression intracrânienne élevée.

Les maux de tête causés par des tensions musculaires font partie des formes les plus fréquentes et sont souvent la conséquence d'une mauvaise posture, d'une position assise prolongée, d'une circulation sanguine insuffisante dans la région du cou et des épaules ou d'un stress émotionnel. Ils apparaissent en général des deux côtés, sont sourds et oppressants et se manifestent par une sensation de tension constante qui peut s'étendre du front à l'arrière de la tête. Ces maux de tête s'intensifient souvent au cours de la journée, notamment en cas d'effort soutenu ou de manque d'activité physique. Ils ne s'accompagnent généralement pas de nausées ou d'une sensibilité à la lumière et peuvent être soulagés par des mesures de relaxation, un exercice modéré ou des traitements par la chaleur.

La migraine constitue une maladie neurologique à part entière qui se caractérise par des maux de tête récurrents, généralement unilatéraux et pulsatiles. Elle est souvent associée à une sensibilité accrue à la lumière et aux bruits et peut être accompagnée de nausées ou de vomissements. De nombreuses personnes concernées ressentent des symptômes neurologiques avant ou pendant une crise de migraine, comme des troubles de la vision, appelés auras migraineuses, des sensations d'engourdissement ou des problèmes de concentration. Le mécanisme exact de la migraine n'est pas encore totalement élucidé, mais on suppose qu'une régulation perturbée des vaisseaux sanguins dans le cerveau ainsi qu'un traitement excessif des stimuli dans le système nerveux central jouent un rôle central. Les crises peuvent durer quelques heures, mais aussi plusieurs jours, leur intensité et leur fréquence variant fortement d'un individu à l'autre. Certains facteurs déclencheurs tels que le manque de sommeil, le stress, les fluctuations hormonales, certains aliments ou les changements météorologiques peuvent favoriser la migraine.

Des maux de tête soudains et extrêmement intenses, décrits comme les pires douleurs jamais ressenties, nécessitent une évaluation médicale immédiate, car ils peuvent être le signe d'une maladie grave telle qu'une hémorragie sous-arachnoïdienne ou cérébrale. Ces maux de tête apparaissent souvent de manière brutale, sont associés à une forte intensité de la douleur et peuvent être accompagnés de déficits neurologiques. Parmi les signes d'alerte typiques, on trouve des troubles de la conscience, de la vision, des problèmes d'élocution, des signes de paralysie ou une nuque raide. Dans de tels cas, il s'agit d'une urgence médicale, car un traitement retardé peut augmenter considérablement le risque de séquelles graves ou de complications mortelles.

Les maux de tête secondaires peuvent être causés par une multitude de maladies, notamment les infections, l'hypertension, l'augmentation de la pression intracrânienne ou les processus inflammatoires au niveau des méninges ou des vaisseaux sanguins. Les maux de tête en particulier, qui s'accompagnent d'une fièvre persistante, d'une confusion ou d'une raideur de la nuque, peuvent être le signe d'une méningite qui doit être traitée en urgence. Une artérite non diagnostiquée au niveau de l'artère temporale, connue sous le nom d'artérite temporale, peut également provoquer de forts maux de tête et doit être diagnostiquée au plus vite afin d'éviter une cécité ou d'autres complications graves.

L'observation précise des maux de tête, de leur évolution dans le temps, des symptômes qui les accompagnent et des facteurs d'influence possibles peut aider à distinguer les causes bénignes des causes graves. Les maux de tête qui s'améliorent avec le repos ou la détente et qui ne présentent pas d'autres symptômes alarmants sont généralement sans danger et passagers. Toutefois, si les troubles apparaissent avec une intensité inhabituelle, s'aggravent avec le temps ou sont associés à d'autres symptômes neurologiques, il convient de consulter un médecin afin d'exclure toute maladie grave et de mettre en place un traitement ciblé.

4.6.2. Insensibilité

L'engourdissement est un symptôme neurologique courant qui peut indiquer une altération de la fonction nerveuse. La perception d'engourdissements, de fourmillements ou d'une sensation limitée dans certaines parties du corps survient lorsque la transmission des signaux entre les nerfs et le cerveau est perturbée. Les causes de tels troubles de la sensibilité sont multiples et vont de troubles circulatoires passagers à des maladies neurologiques graves en passant par des compressions nerveuses. Une auto-observation consciente peut aider à faire la différence entre les engourdissements inoffensifs et ceux qui nécessitent un traitement, en particulier lorsqu'ils s'accompagnent d'autres symptômes neurologiques comme une faiblesse musculaire ou des problèmes de coordination.

Les engourdissements de courte durée surviennent souvent lorsqu'une mauvaise position du corps affecte la circulation sanguine ou la conduction nerveuse dans une région spécifique. Cela se produit par exemple lorsqu'une personne reste longtemps dans une certaine position assise ou couchée et qu'un nerf ou un vaisseau sanguin est ainsi temporairement clampé. Dans ces cas, les troubles de la sensibilité disparaissent généralement au bout de quelques minutes, dès que la circulation sanguine normale est rétablie. L'exposition au froid peut également altérer temporairement la sensibilité des nerfs et entraîner des engourdissements. De telles causes bénignes sont généralement sans danger tant qu'elles ne surviennent pas régulièrement ou qu'elles ne sont pas associées à d'autres symptômes.

Toutefois, des engourdissements persistants ou récurrents, qui persistent ou s'aggravent au fil du temps, peuvent être le signe d'une maladie neurologique sous-jacente. Des maladies telles que le syndrome du canal carpien, dans lequel le nerf médian est rétréci dans le poignet, entraînent typiquement des engourdissements et des fourmillements dans les doigts, en particulier la nuit ou lors de certains mouvements. Les hernies discales dans la colonne cervicale ou lombaire peuvent également entraîner des troubles sensitifs persistants, car les racines nerveuses sont irritées ou comprimées par le déplacement du disque. Dans de tels cas, les troubles apparaissent souvent dans certaines régions du corps et peuvent être accentués par les mouvements ou les changements de posture.

Il convient d'être particulièrement attentif lorsque l'engourdissement survient soudainement, touche une moitié du corps ou s'accompagne d'autres symptômes neurologiques tels qu'une faiblesse musculaire, des troubles de la parole ou de la vision. Ces signes peuvent indiquer une maladie grave telle qu'un accident vasculaire cérébral (AVC), au cours duquel l'irrigation sanguine de certaines régions du cerveau est interrompue, ce qui perturbe la fonction nerveuse normale. Un AVC nécessite des soins médicaux d'urgence immédiats, car un traitement rapide améliore considérablement les chances d'un rétablissement complet. L'apparition soudaine d'une sensation d'engourdissement associée à une paralysie, à des problèmes d'articulation ou à une paralysie faciale asymétrique est particulièrement alarmante. Dans de tels cas, il convient d'appeler immédiatement les secours et de ne pas perdre de temps à s'autodiagnostiquer ou à attendre.

4.6.3. Vertiges

Le vertige est un autre symptôme neurologique courant, qui peut être dû à des causes bénignes ou graves. La sensation d'insécurité, d'étourdissement ou de rotation de l'environnement peut être déclenchée par une multitude de facteurs . Souvent, le vertige est la conséquence d'un dysfonctionnement du système d'équilibre, qui se compose de l'oreille interne, des yeux et des capteurs proprioceptifs dans les muscles. Un déséquilibre dans le traitement des signaux de ces systèmes peut conduire à ce que le cerveau reçoive des informations contradictoires, ce qui entraîne une sensation de vertige.

Les vertiges temporaires surviennent souvent lors de changements rapides de position, par exemple en se levant brusquement d'une position assise ou couchée.

Cela peut être dû à une baisse momentanée de la tension artérielle qui, pendant un moment, n'alimente pas suffisamment le cerveau en oxygène. Dans la plupart des cas, de tels problèmes circulatoires sont inoffensifs et s'améliorent dès que la tension artérielle se régularise. Un manque de liquide ou une hypoglycémie peuvent également déclencher des vertiges, surtout s'ils ont été précédés d'une prise alimentaire insuffisante ou d'un effort physique prolongé.

Toutefois, des vertiges soudains et intenses, associés à une démarche incertaine, à une vision double ou à des troubles de la parole, peuvent être le signe d'un trouble neurologique grave. Une diminution de l'irrigation sanguine du cerveau, telle qu'elle se produit lors d'un accident vasculaire cérébral ou d'un accident ischémique transitoire, peut affecter le système d'équilibre et entraîner une sensation de vertige persistante. Les crises de vertige rotatoire sont particulièrement suspectes lorsqu'elles s'accompagnent de nausées, d'une faiblesse soudaine ou de problèmes de coordination. Dans de tels cas, un examen médical immédiat est nécessaire afin d'exclure des maladies graves ou de les traiter rapidement.

La distinction entre les symptômes neurologiques bénins et ceux qui nécessitent un traitement nécessite une auto-observation consciente, notamment en ce qui concerne les troubles concomitants et l'évolution dans le temps. Les symptômes qui ne se manifestent que brièvement et disparaissent grâce à des mesures simples telles que l'hydratation, le repos ou des changements de posture sont, dans la plupart des cas, inoffensifs. Cependant, des symptômes persistants, récurrents ou soudains, associés à d'autres anomalies neurologiques, doivent être pris au sérieux et faire l'objet d'un examen médical.

La documentation systématique des sensations d'engourdissement ou des crises de vertige peut contribuer à identifier des modèles et des déclencheurs possibles. Un enregistrement détaillé du moment, de la durée, de l'intensité et des symptômes associés aide à identifier les liens avec certaines activités, aliments ou influences environnementales. De telles informations sont particulièrement précieuses pour le diagnostic médical, car elles permettent une évaluation plus ciblée des causes possibles.

4.7 Troubles hormonaux et métaboliques : Fatigue, variations de poids, changements d'humeur

L'équilibre hormonal et le métabolisme jouent un rôle central dans de nombreuses fonctions corporelles, notamment la production d'énergie, le système immunitaire, la régulation du poids corporel et la stabilité émotionnelle. La fatigue, les variations de poids et les changements d'humeur sont des symptômes qui peuvent indiquer des troubles hormonaux et métaboliques.

4.7.1. Fatigue

La fatigue est l'un des symptômes les plus fréquents et les moins spécifiques des maladies hormonales et métaboliques. Elle se traduit par un épuisement persistant, une baisse sensible des performances et une diminution de la résistance physique et mentale. Les causes de la fatigue sont multiples et toutes les formes d'épuisement ne sont pas dues à une maladie. Dans de nombreux cas, il s'agit simplement d'un épuisement passager dû à un manque de sommeil, à un niveau de stress élevé ou à une alimentation déséquilibrée. Toutefois, si la fatigue persiste pendant des semaines ou des mois et n'est pas améliorée par un repos suffisant, de l'exercice ou un mode de vie sain, cela peut indiquer un trouble sous-jacent du système hormonal ou métabolique.

La régulation du métabolisme énergétique joue un rôle décisif pour le bien-être physique et mental. Des déséquilibres hormonaux peuvent ralentir ou accélérer le métabolisme et entraîner ainsi des états d'épuisement. Une cause fréquente de fatigue chronique est l'hypothyroïdie, dans laquelle la production d'hormones thyroïdiennes est réduite. Ces hormones régulent le métabolisme de base du corps et influencent de nombreux processus physiologiques tels que le métabolisme énergétique, la thermorégulation et les performances cognitives. Une quantité insuffisante d'hormones thyroïdiennes entraîne un ralentissement du métabolisme, ce qui fait que les personnes concernées se sentent souvent fatiguées, lentes et peu concentrées. D'autres symptômes typiques d'une hypothyroïdie sont la peau sèche, la prise de poids, la sensibilité au froid et les humeurs dépressives.

Une autre cause hormonale de la fatigue chronique est une insuffisance surrénale, dans laquelle la production d'hormones de stress comme le cortisol n'est pas suffisamment régulée. Les glandes surrénales jouent un rôle central dans la gestion du stress, car elles sécrètent davantage de cortisol dans les situations de défi afin de mettre le corps en état d'alerte. Si la fonction des glandes surrénales est altérée, par exemple en raison d'un stress prolongé ou d'une maladie auto-immune , cela peut entraîner une production insuffisante de cortisol, ce qui empêche le corps de s'adapter aux situations de stress. Des symptômes tels qu'un épuisement persistant, une sensation de faiblesse le matin, une pression artérielle basse et une sensibilité accrue aux infections peuvent indiquer une fonction limitée des glandes surrénales.

Des troubles de la glycémie peuvent également entraîner une fatigue persistante, en particulier lorsque l'organisme a du mal à maintenir un taux de glycémie stable. La résistance à l'insuline, un précurseur du diabète, fait que les cellules du corps sont moins sensibles à l'insuline, ce qui empêche le glucose d'être absorbé efficacement par les cellules. Cela peut entraîner un manque d'énergie au niveau cellulaire, qui se traduit par de la fatigue et des problèmes de concentration. Les fluctuations du taux de glycémie, dues par exemple à des repas irréguliers ou à une alimentation déséquilibrée riche en glucides rapides, peuvent également déclencher des crises de fatigue, car le corps réagit à ces fluctuations par une chute soudaine de l'apport énergétique.

La fatigue chronique peut également être causée par des carences qui affectent le métabolisme et la production d'hormones. Une carence en fer, par exemple, entraîne un apport insuffisant d'oxygène aux cellules, le fer étant indispensable au transport de l'oxygène dans le sang. Une carence en vitamine D, qui joue un rôle important dans la régulation du système immunitaire et du métabolisme musculaire, peut également contribuer à une fatigue persistante. Un faible taux de magnésium peut également être à l'origine de la fatigue, car ce minéral est nécessaire à la production d'énergie dans les mitochondries.

Un épuisement passager qui disparaît après avoir suffisamment dormi, fait de l'exercice ou changé d'alimentation est plutôt le signe d'un stress à court terme ou d'une carence en nutriments. Dans de tels cas, l'équilibre énergétique s'améliore dès que le corps a la possibilité de se régénérer. En revanche, une fatigue persistante, malgré des phases de sommeil réparateur, une alimentation saine et une activité physique suffisante, peut être le signe d'un trouble hormonal ou métabolique plus profond.

La fatigue associée à une baisse générale des performances, à un épuisement psychologique ou à un manque de force persistant ne doit pas être sous-estimée, car elle peut être le signe d'une maladie nécessitant un traitement.

4.7.2. Variations de poids

Les variations de poids sont un phénomène complexe, influencé par une multitude de facteurs. Alors que de petites variations de poids au cours de la journée ou pendant quelques semaines sont tout à fait normales , des changements soudains ou persistants du poids corporel peuvent être le signe de causes hormonales ou métaboliques. Une perte ou une prise de poids involontaire peut être due à une dérégulation de l'équilibre énergétique, à une modification de la production hormonale ou à un trouble de l'utilisation des nutriments. L'auto-observation consciente joue un rôle décisif pour faire la différence entre les fluctuations inoffensives et de courte durée et les changements inquiétants et durables.

Une perte de poids soudaine et involontaire peut être le signe d'une activité métabolique accrue ou d'une absorption insuffisante de nutriments. Une cause fréquente de perte de poids inexpliquée est l'hyperthyroïdie, également appelée hyperthyroïdie. Dans cette maladie, la glande thyroïde produit une quantité excessive d'hormones qui accélèrent la dépense énergétique du corps. Les personnes concernées souffrent souvent d'une agitation accrue, de palpitations cardiaques, d'une transpiration accrue, de troubles du sommeil et d'une hyperactivité générale du métabolisme, ce qui peut entraîner une réduction rapide de la masse graisseuse et musculaire.

Une autre cause possible de perte de poids involontaire est un trouble du métabolisme de l'insuline, comme cela peut se produire en cas de diabète sucré. L'insuline est essentielle à la régulation de la glycémie et à l'utilisation du glucose par les cellules du corps. En cas de carence en insuline ou de perturbation de l'action de l'insuline, le corps ne peut plus tirer suffisamment d'énergie de la nourriture et commence à utiliser les réserves de graisse et de muscles comme source d'énergie alternative. Les personnes atteintes d'un diabète sucré non contrôlé souffrent souvent d'une soif intense, de mictions fréquentes, de fatigue et d'une perte de poids involontaire, alors qu'elles ont un apport alimentaire normal ou même accru.

Les inflammations chroniques peuvent également entraîner une perte de poids, car le corps consomme davantage d'énergie dans un état inflammatoire persistant. Les maladies auto-immunes, les infections chroniques ou les maladies inflammatoires de l'intestin comme la maladie de Crohn ou la colite ulcéreuse peuvent entraîner une incapacité à absorber ou à utiliser correctement les nutriments. Cela peut entraîner une perte de poids insidieuse, des carences et un affaiblissement général de l'organisme.

Une prise de poids inexpliquée peut également avoir des causes hormonales. L'un des troubles endocrinologiques les plus fréquents associés à une prise de poids est l'hypothyroïdie, également appelée hypothyroïdie. Dans cette maladie, la glande thyroïde ne produit pas assez d'hormones, ce qui ralentit le métabolisme. Les personnes souffrant d'hypothyroïdie prennent souvent du poids malgré une alimentation et une activité physique constantes. D'autres symptômes sont le manque d'énergie, la fatigue, la peau sèche, la sensibilité au froid et un ralentissement général du métabolisme physique et intellectuel.

Les changements hormonaux, comme ceux qui surviennent à la ménopause ou pendant certaines périodes de la vie, peuvent également entraîner une prise de poids. La baisse du taux d'œstrogènes chez les femmes ménopausées influence la répartition des graisses dans le corps, ce qui entraîne plus souvent un stockage accru de graisse au niveau de l'abdomen. Parallèlement, la masse musculaire diminue avec l'âge, ce qui réduit le métabolisme de base et peut influencer le poids corporel à long terme.

Une autre cause hormonale d'une prise de poids involontaire est un trouble de l'équilibre du cortisol, comme c'est le cas dans le syndrome de Cushing. Le cortisol est une hormone du stress qui joue un rôle central dans le métabolisme énergétique. Un taux de cortisol durablement élevé peut entraîner une augmentation du stockage des graisses, notamment au niveau du ventre et du visage. Les personnes présentant un taux de cortisol élevé se plaignent souvent de fringales, de faiblesse musculaire, d'hypertension et de sautes d'humeur.

Outre les causes hormonales et métaboliques, des modifications de l'équilibre hydrique peuvent également entraîner des variations de poids. Le corps stocke et régule l'eau en fonction de l'absorption de sel, de la fonction rénale et des processus hormonaux. Une augmentation à court terme du poids corporel peut par exemple être due à la rétention d'eau, qui peut survenir en cas de fluctuations hormonales, de maladies cardiovasculaires ou de certains médicaments. Une alimentation déséquilibrée et riche en sel peut également favoriser une rétention d'eau temporaire, qui peut toutefois être régulée en adaptant l'alimentation ou en augmentant l'apport en liquide.

Les modifications du métabolisme musculaire jouent également un rôle important dans les variations de poids. Le tissu musculaire est métaboliquement plus actif que le tissu adipeux, c'est pourquoi une diminution de la masse musculaire réduit la consommation d'énergie du corps. Les personnes physiquement inactives pendant une longue période ou qui perdent de la masse musculaire en raison de leur âge peuvent constater une prise de poids progressive, car leur consommation d'énergie diminue. Inversement, un entraînement ciblé du développement musculaire peut permettre de maintenir un poids corporel stable, voire d'augmenter légèrement, malgré la perte de graisse, car le tissu musculaire est plus dense que le tissu adipeux.

L'utilisation des nutriments et la composition de la flore intestinale influencent également le poids corporel. Des modifications du microbiome intestinal peuvent entraîner une absorption et une utilisation différentes des nutriments. Des perturbations de la flore intestinale, dues par exemple à une alimentation déséquilibrée, à des inflammations chroniques ou à la prise de certains médicaments comme les antibiotiques, peuvent influencer le poids corporel à long terme.

Une auto-observation consciente sur une longue période peut aider à faire la différence entre les fluctuations à court terme et les changements persistants. Les variations de poids qui surviennent en l'espace de quelques jours sont souvent dues à l'équilibre hydrique, à l'activité gastro-intestinale ou à des modifications à court terme de l'alimentation et ne constituent généralement pas une source d'inquiétude. Toutefois, si des variations de poids persistent ou sont inexpliquées pendant plusieurs semaines ou mois, cela peut indiquer un trouble hormonal ou métabolique sous-jacent.

Une auto-observation structurée peut aider à reconnaître des modèles et à identifier des liens éventuels avec certains facteurs comme l'alimentation, l'activité physique, la qualité du sommeil ou le niveau de stress. Il est utile de documenter non seulement le poids lui-même, mais aussi d'autres symptômes d'accompagnement tels que le niveau d'énergie, les changements d'appétit ou les problèmes digestifs. Les variations de poids persistantes ou soudaines qui ne s'expliquent pas par un changement évident du mode de vie devraient faire l'objet d'un examen médical afin d'identifier rapidement d'éventuelles causes hormonales ou métaboliques et, le cas échéant, de les traiter de manière ciblée.

4.7.3. Sautes d'humeur

Les sautes d'humeur sont un symptôme très répandu qui peut être attribué à une multitude de causes physiques et psychologiques. Alors que les changements occasionnels de l'humeur font partie de l'expérience émotionnelle normale, des fluctuations persistantes ou prononcées peuvent être le signe de dérégulations hormonales ou métaboliques. L'équilibre hormonal humain influence directement le fonctionnement du système nerveux central et joue un rôle essentiel dans la régulation des émotions, de la motivation et de la gestion du stress. Un équilibre hormonal perturbé peut conduire les personnes concernées à connaître des sautes d'humeur inexplicables, allant d'une irritabilité soudaine à un manque de motivation, voire à des états dépressifs.

Un déséquilibre hormonal fréquent, associé aux sautes d'humeur, concerne la fonction thyroïdienne. La thyroïde produit des hormones qui non seulement contrôlent le métabolisme, mais influencent également l'équilibre des neurotransmetteurs dans le cerveau. Une hypothyroïdie, dans laquelle trop peu d'hormones thyroïdiennes sont produites, entraîne souvent un manque d'énergie, de la fatigue, des problèmes de concentration et une tendance générale à l'humeur dépressive. Les personnes concernées font souvent état d'une instabilité émotionnelle, d'une baisse de l'estime de soi et d'une irritabilité accrue qui ne s'explique pas par des facteurs externes. En revanche , l'hyperthyroïdie peut entraîner une activation excessive du système nerveux, ce qui peut se traduire par une agitation intérieure, une nervosité accrue, de l'anxiété et des troubles du sommeil.

Un autre facteur hormonal qui peut provoquer de fortes variations d'humeur est le cycle féminin. Alors que le cycle menstruel se caractérise par des variations naturelles des hormones œstrogène et progestérone, certaines femmes connaissent des changements émotionnels marqués dans les jours qui précèdent les règles. Ce syndrome prémenstruel peut provoquer une irritabilité, une humeur dépressive, une sensibilité accrue et une instabilité émotionnelle. Dans les cas les plus graves, il peut s'agir d'un trouble dysphorique prémenstruel, dans lequel les changements d'humeur sont si prononcés qu'ils perturbent considérablement la vie quotidienne. Les changements hormonaux pendant la grossesse ou la ménopause peuvent également favoriser l'instabilité émotionnelle, car la chute ou l'augmentation brutale de certaines hormones a un effet direct sur le vécu émotionnel.

La régulation du taux de cortisol joue également un rôle crucial dans la stabilisation des émotions. Le cortisol, connu comme l'hormone du stress, est produit par les glandes surrénales et aide le corps à réagir aux situations de stress. Un taux de cortisol élevé en permanence, comme cela peut être le cas en cas de stress chronique, de surmenage ou de dysfonctionnement des glandes surrénales, entraîne souvent une irritabilité, de l'anxiété, des troubles de la concentration et une diminution de la résistance aux défis émotionnels. Parallèlement, une baisse du taux de cortisol, qui se produit par exemple en cas d'insuffisance surrénale, peut entraîner un manque d'énergie, un épuisement et des états dépressifs. Une dérégulation de l'équilibre du cortisol influence en outre la qualité du sommeil, ce qui peut à son tour avoir un impact négatif sur la stabilité émotionnelle.

Outre les facteurs hormonaux, les troubles de la glycémie peuvent également influencer l'humeur. Le taux de glucose sanguin est étroitement lié à l'approvisionnement en énergie du cerveau, et les variations de la concentration de glucose peuvent provoquer une instabilité émotionnelle. Les personnes souffrant d'insulinorésistance ou de diabète sucré font souvent état de troubles de l'humeur associés à des périodes d'hypoglycémie ou à de fortes fluctuations de la glycémie. Un apport trop faible de glucose au cerveau peut entraîner une irritabilité, des problèmes de concentration, de la nervosité et une vulnérabilité accrue au stress. Inversement, un taux de glycémie durablement élevé peut favoriser les processus inflammatoires dans le cerveau et renforcer les symptômes dépressifs à long terme. Une alimentation déséquilibrée, riche en glucides simples et en sucre, peut également contribuer à augmenter la fréquence des pics et des chutes de glycémie, ce qui nuit à la stabilité émotionnelle.

Les changements d'humeur peuvent également être influencés par des modifications du microbiome intestinal. La flore intestinale joue un rôle central dans la régulation du système nerveux et la production de certains neurotransmetteurs comme la sérotonine, qui joue un rôle clé dans le bien-être émotionnel. Une flore intestinale perturbée, par exemple en raison d'une alimentation déséquilibrée, d'une inflammation chronique ou de la prise d'antibiotiques, peut affecter l'équilibre de ces neurotransmetteurs, ce qui peut aggraver les symptômes dépressifs ou l'instabilité émotionnelle.

L'auto-observation ciblée des changements d'humeur peut aider à identifier des modèles et à mieux classer les causes possibles. Pour cela, il est utile d'analyser les changements émotionnels en relation avec d'autres troubles physiques et des facteurs d'influence externes. Les questions à prendre en compte lors de l'auto-observation sont, entre autres, les suivantes : Les changements d'humeur se produisent-ils régulièrement à certains moments de la journée ou à certaines phases du cycle ? S'accompagnent-elles de symptômes physiques comme la fatigue, les vertiges, les maux de tête ou les problèmes digestifs ? Y a-t-il un lien avec le stress, l'alimentation ou les habitudes de sommeil ? Les changements peuvent-ils être influencés positivement par des mesures conscientes telles que des techniques de relaxation, des changements d'alimentation ou une activité sportive ?

Une documentation systématique des changements émotionnels peut contribuer à mieux identifier les causes hormonales ou métaboliques. Les changements d'humeur qui persistent sur une longue période, qui entravent considérablement la gestion du quotidien ou qui sont associés à d'autres symptômes physiques frappants devraient faire l'objet d'un examen médical. Dans de nombreux cas, un diagnostic hormonal ou métabolique ciblé peut permettre de déterminer s'il existe une cause pouvant être traitée. Parallèlement, il est important de ne pas considérer les changements émotionnels comme étant exclusivement d'origine biologique, mais d'inclure également des facteurs d'influence psychologiques et sociaux dans l'auto-observation.

La perception consciente de ses propres réactions émotionnelles et de leurs causes possibles peut aider à prendre des mesures appropriées pour stabiliser l'humeur. Un mode de vie sain, comprenant une alimentation équilibrée, une activité physique régulière, un repos suffisant et une gestion du stress, peut avoir une influence positive sur les causes hormonales et métaboliques des sautes d'humeur. Dans les cas où l'instabilité émotionnelle s'accompagne de troubles physiques prononcés ou persiste sur une longue période sans cause extérieure apparente, il est conseillé de procéder à un examen médical afin de déceler rapidement d'éventuels troubles hormonaux ou métaboliques et de les traiter de manière ciblée.

4.8 Les troubles psychosomatiques : Comment le corps et le psychisme s'influencent mutuellement

Les troubles psychosomatiques sont l'expression des interactions étroites entre le corps et le psychisme. Les contraintes psychiques, le stress et les états émotionnels peuvent avoir des répercussions directes sur le corps et se manifester sous forme de symptômes physiques, sans qu'il y ait de cause organique. Le lien entre les processus psychiques et physiques repose sur des mécanismes complexes médiés par le système nerveux, l'équilibre hormonal et le système immunitaire. La capacité à reconnaître ces liens et à les interpréter correctement est un élément essentiel de l'autodiagnostic, car les troubles psychosomatiques sont souvent confondus avec des maladies sérieuses ou mal classés.

4.8.1. Stress

Le stress joue un rôle central dans l'apparition de troubles psychosomatiques, car l'interaction entre l'esprit et le corps est profondément ancrée dans les mécanismes de régulation biologiques. Le système nerveux végétatif, qui contrôle des fonctions corporelles essentielles telles que le rythme cardiaque, la respiration, la digestion et le métabolisme, réagit directement au stress psychique. Les situations de stress à court terme activent le système nerveux sympathique, ce qui prépare le corps à une réaction de combat ou de fuite. La fréquence cardiaque et la pression artérielle augmentent, la respiration s'accélère, les muscles se tendent et les processus digestifs sont inhibés afin de fournir l'énergie nécessaire à une réaction immédiate. Lorsque la situation de stress disparaît, le système parasympathique prend le relais, de sorte que le corps retourne à un état de relaxation. Toutefois, si le stress se prolonge ou se répète, le système nerveux végétatif reste dans un état de suractivation, ce qui peut entraîner des troubles physiques à long terme.

Les tensions musculaires sont une conséquence fréquente du stress chronique, car l'activation continue du système nerveux sympathique entraîne une augmentation de la tension musculaire. Les tensions au niveau de la nuque, des épaules et du dos sont particulièrement fréquentes et peuvent s'accompagner de douleurs, de restrictions de mouvement et de maux de tête. Ces tensions sont dues à une contraction permanente inconsciente de la musculature qui n'est pas suffisamment relâchée en cas de stress persistant. La tension persistante peut en outre entraver la circulation sanguine dans les muscles, ce qui réduit l'apport d'oxygène et renforce la perception de la douleur. Dans de nombreux cas, ces troubles sont mal interprétés et considérés comme des problèmes orthopédiques ou neurologiques, alors qu'ils sont dus à une exposition permanente au stress.

Les maux de tête sont une autre conséquence fréquente du stress et résultent d'une combinaison de tensions musculaires, d'une modification de la circulation sanguine et d'une sensibilité accrue du système nerveux.

Les céphalées de tension se manifestent par une douleur oppressante, bilatérale, qui peut s'étendre de l'arrière de la tête au front. Elles sont souvent dues à une combinaison de tension physique et de stress psychologique, qui entraîne une activation persistante du système de stress. Les crises de migraine peuvent également être déclenchées ou aggravées par le stress, étant donné qu'une hyperexcitabilité du système nerveux affecte la régulation des vaisseaux sanguins dans le cerveau. Le stress peut entraîner une augmentation de la fréquence ou de l'intensité des crises de migraine, en particulier lorsque les périodes de stress élevé alternent avec des périodes de détente soudaine.

Les troubles gastro-intestinaux sont une autre manifestation typique du stress, étant donné que le système nerveux végétatif joue un rôle central dans la régulation de la digestion. Le stress chronique peut modifier les mouvements de l'estomac et des intestins, augmenter la production d'acide gastrique ou déséquilibrer la flore intestinale. De nombreuses personnes souffrent d'un estomac nerveux, de ballonnements, de nausées ou de crampes d'estomac lorsqu'elles sont soumises à un stress psychologique prolongé. Le stress peut également influencer l'activité intestinale, ce qui peut se traduire par une constipation ou une diarrhée. Les symptômes du côlon irritable, tels que les ballonnements, les douleurs abdominales et les selles irrégulières, sont souvent associés à un stress psychologique, car le système nerveux entérique, qui contrôle l'intestin, est étroitement lié au système nerveux central.

Les symptômes cardiovasculaires sont également une conséquence fréquente du stress chronique, étant donné que le système nerveux sympathique influence l'activité du cœur et la régulation de la pression artérielle. Les personnes soumises à un stress prolongé ressentent souvent des palpitations désagréables, une accélération du pouls ou des variations de la pression artérielle. Ces symptômes peuvent sembler inquiétants et déclencher de l'anxiété, ce qui crée un cercle vicieux dans lequel la réaction au stress est encore renforcée. Dans certains cas, un stress prolongé peut entraîner une augmentation de la sécrétion d'hormones de stress telles que l'adrénaline et le cortisol, qui peuvent augmenter le risque de maladies cardiovasculaires à long terme.

Le stress chronique peut en outre affaiblir le système immunitaire, car le cortisol, l'hormone du stress, a des fonctions anti-inflammatoires et immunorégulatrices. Une augmentation permanente de la sécrétion de cortisol peut rendre le système immunitaire plus sensible aux stimuli extérieurs ou réduire sa fonction de défense contre les infections et les inflammations. Les personnes soumises à un stress chronique font plus souvent état d'une sensibilité aux infections, d'une cicatrisation lente des plaies ou de réactions cutanées inflammatoires. Parallèlement, une dérégulation du système immunitaire peut conduire à une intensification des processus inflammatoires, ce qui augmente le risque de maladies auto-immunes ou de douleurs chroniques.

Un autre aspect important des troubles liés au stress est la sensibilité accrue à la douleur. Le stress chronique peut augmenter la sensation de douleur, car les cellules nerveuses restent dans un état de surexcitation et les stimuli sont perçus plus intensément. Les personnes souffrant de douleurs chroniques rapportent souvent que leurs douleurs augmentent pendant les périodes de stress, alors qu'elles sont plus supportables pendant les périodes de détente. Cette modification de la perception de la douleur est due au fait que le système nerveux est plus sensible aux signaux de la douleur en raison d'un stress prolongé et qu'il a du mal à se réguler.

Dans de nombreux cas, les troubles psychosomatiques sont mal interprétés comme des maladies organiques, car les symptômes peuvent correspondre à ceux de maladies physiques. Les personnes souffrant de troubles liés au stress subissent souvent une multitude d'examens médicaux sans qu'une cause physique évidente ne soit trouvée. Cette incertitude peut encore aggraver le stress et conduire à une focalisation croissante sur les symptômes, ce qui augmente la souffrance.

L'auto-observation consciente joue un rôle décisif dans la distinction entre les troubles psychosomatiques et les maladies d'origine organique. La documentation des symptômes sur une longue période, en particulier en relation avec des situations stressantes ou des changements émotionnels, peut aider à identifier des modèles. Les personnes qui souffrent de troubles liés au stress remarquent souvent que leurs symptômes se manifestent plus fortement dans certaines situations ou s'améliorent après des phases de détente. Une gestion consciente du stress, l'utilisation de techniques de relaxation et une modification ciblée des habitudes de vie stressantes peuvent aider à rééquilibrer le système nerveux végétatif et à soulager les troubles liés au stress.

4.8.2. *Peur*

L'anxiété et la tension émotionnelle peuvent se manifester physiquement de diverses manières et sont souvent difficiles à distinguer des maladies organiques. Le corps réagit à la peur en tant que menace potentielle en déclenchant une cascade de processus physiologiques qui, à l'origine, servaient à protéger l'organisme dans une situation de danger. Ces réactions sont contrôlées par le système nerveux autonome, notamment par l'activation du système nerveux sympathique, qui prépare le corps au combat ou à la fuite. Il en résulte une sécrétion accrue d'hormones de stress telles que l'adrénaline et le cortisol, qui peuvent provoquer une multitude de symptômes physiques.

Les palpitations cardiaques sont l'un des symptômes les plus courants qui accompagnent l'anxiété et la tension émotionnelle. Le cœur se met à battre plus vite afin de pomper davantage de sang dans les muscles et de préparer ainsi le corps à une réaction de fuite ou de combat. Cette activité cardiaque accrue peut être ressentie comme un battement désagréable, une accélération des battements cardiaques ou même un trébuchement du cœur. Les personnes qui souffrent d'épisodes d'anxiété récurrents ressentent souvent ce symptôme comme angoissant et l'interprètent peut-être comme le signe d'une maladie cardiaque grave. La peur d'une maladie cardiaque peut alors conduire à une focalisation encore plus forte sur son propre cœur, ce qui renforce encore les symptômes et crée une spirale d'inquiétude et de réactions physiques.

L'essoufflement et le sentiment de ne pas avoir assez d'air sont également des réactions physiques typiques de l'anxiété. La respiration rapide et peu profonde qui intervient dans une situation de stress sert en fait à fournir plus d'oxygène au corps. Dans les situations de panique, cette hyperventilation peut toutefois entraîner un déséquilibre du rapport entre l'oxygène et le dioxyde de carbone dans le sang. Il en résulte une sensation d'oppression dans la poitrine, accompagnée de vertiges, de fourmillements dans les mains ou d'engourdissements. Ces symptômes peuvent facilement être confondus avec une maladie grave des poumons ou du cœur, surtout si les personnes concernées se concentrent fortement sur leur respiration et essaient délibérément de prendre plus d'air, ce qui peut encore aggraver le déséquilibre.

L'oppression thoracique est un autre symptôme courant qui se manifeste en cas d'anxiété et qui est souvent mal interprété comme un signe de crise cardiaque imminente. La tension des muscles de la région thoracique, en particulier du diaphragme et des muscles intercostaux, peut provoquer une sensation d'oppression et d'oppression que de nombreuses personnes considèrent comme alarmante. Ces tensions sont dues à la contraction permanente inconsciente des muscles, déclenchée par l'activation continue du système de stress. La douleur ainsi ressentie peut irradier jusque dans les épaules, le dos ou le bras gauche, donnant ainsi l'impression qu'il s'agit d'un problème cardiaque.

Les vertiges sont également un symptôme courant, lié à l'anxiété et à la tension émotionnelle. Le cerveau a besoin d'un apport constant d'oxygène et de sang pour fonctionner de manière optimale. Cependant, lorsque la respiration est modifiée par une hyperventilation ou que la pression artérielle varie dans une réaction de stress, les personnes concernées peuvent avoir l'impression de perdre l'équilibre ou que leur environnement semble soudainement tourner. Ce type de vertige survient souvent dans des situations d'anxiété ou de forte pression émotionnelle et peut entraîner un sentiment d'insécurité et des comportements d'évitement, les personnes concernées craignant de s'effondrer ou de perdre le contrôle en public.

Outre ces réactions physiques aiguës, l'anxiété peut également provoquer des troubles psychosomatiques à long terme, qui se manifestent sous la forme de tensions musculaires chroniques, de maux de tête, de problèmes digestifs ou de troubles du sommeil. Le système nerveux autonome reste dans un état d'alerte élevé, ce qui peut empêcher le corps de faire correctement la distinction entre les dangers réels et les stimuli inoffensifs. Cette réaction de stress persistante peut augmenter la sensibilité à la douleur, affaiblir le système immunitaire et renforcer les processus inflammatoires dans le corps, ce qui entraîne une multitude de troubles physiques peu clairs.

De nombreuses personnes souffrant de troubles anxieux ou de tension émotionnelle chronique subissent de nombreux examens médicaux, car leurs symptômes ressemblent à ceux de maladies organiques graves. Cependant, dans de nombreux cas, aucune cause structurelle ou fonctionnelle ne peut être trouvée, ce qui inquiète les personnes concernées et renforce encore leur inquiétude. La tentative d'obtenir une certitude par des tests médicaux répétés conduit souvent à une focalisation accrue sur les symptômes, ce qui peut entraîner une manifestation supplémentaire des troubles physiques.

L'auto-observation consciente peut aider à distinguer les troubles psychosomatiques des maladies sérieuses. Des symptômes qui s'intensifient dans des situations de stress et s'atténuent dans des phases de détente indiquent souvent une cause psychosomatique . Par exemple, observer si les palpitations cardiaques n'apparaissent que dans certaines situations, si l'essoufflement disparaît dans les phases de repos ou si l'oppression thoracique diminue lorsque l'on se distrait ou que l'on pratique des exercices de relaxation, peut fournir des indications précieuses sur l'influence de facteurs psychiques. Un autre aspect important est la réflexion sur les événements de vie pénibles, les conflits émotionnels ou les facteurs de stress persistants qui peuvent être liés aux troubles physiques.

Les symptômes liés à l'anxiété sont réels et souvent très prononcés, même s'ils n'ont pas de cause organique. Le défi de l'autodiagnostic consiste à procéder à une évaluation réaliste de ses propres troubles, sans les sous-estimer ni les surestimer. Alors que de nombreuses réactions physiques à l'anxiété sont inoffensives, elles peuvent néanmoins contribuer considérablement à la dégradation de la qualité de vie et doivent être prises au sérieux. Une réflexion ciblée sur ses propres réactions émotionnelles, l'utilisation de techniques de relaxation, la gestion consciente de la respiration et la réduction des facteurs de stress peuvent aider à réduire les symptômes physiques à long terme. Dans les cas où l'anxiété et la tension émotionnelle persistent ou limitent considérablement la vie quotidienne, un soutien psychologique ou médical professionnel peut s'avérer utile pour développer des stratégies de gestion à long terme et rétablir l'équilibre entre le corps et l'esprit.

4.8.3. *Tractus gastro-intestinal*

Le tractus gastro-intestinal est particulièrement sensible au stress psychologique, car il est étroitement lié au système nerveux central et réagit intensément aux stimuli émotionnels. Ce que l'on appelle le cerveau abdominal, un réseau complexe de cellules nerveuses dans le tube digestif, ne régule pas seulement l'activité intestinale, mais communique aussi directement avec le cerveau via ce que l'on appelle l'axe intestin-cerveau. Ce lien étroit entre le système digestif et le système nerveux explique pourquoi les contraintes psychiques telles que l'anxiété, le stress ou l'agitation intérieure peuvent entraîner une multitude de troubles gastro-intestinaux, même en l'absence de toute maladie organique.

Les effets des facteurs psychiques sur le tractus gastro-intestinal sont multiples et peuvent se manifester sous la forme de douleurs gastriques, de nausées, de ballonnements, de flatulences, de constipation ou de diarrhée. Dans les situations de stress, on observe souvent une modification des mouvements de l'estomac et de l'intestin, car le système nerveux végétatif intervient directement dans le contrôle de la digestion. En cas de stress psychique aigu, l'activité du tractus gastro-intestinal peut soit être ralentie soit accélérée, ce qui entraîne des troubles tels qu'un retard de la vidange gastrique, des douleurs spasmodiques ou une augmentation des mouvements intestinaux. Ces réactions sont dues à l'évolution, car en situation de stress, le corps concentre ses ressources sur des fonctions essentielles à la survie, soit en régulant à la baisse la digestion , soit en la préparant à une élimination plus rapide.

Les troubles gastriques sont l'une des manifestations physiques les plus fréquentes du stress psychologique. Les personnes qui souffrent de stress ou d'anxiété chroniques se plaignent souvent de douleurs gastriques, de sensations de pression ou de nausées qui s'aggravent sans raison organique apparente ou qui reviennent régulièrement. Ces troubles sont dus au fait que les hormones de stress telles que le cortisol et l'adrénaline peuvent influencer la production d'acide gastrique et affaiblir les mécanismes de protection de la muqueuse gastrique. Dans certains cas, une augmentation de la production d'acide peut favoriser l'apparition d'une gastrite ou d'un ulcère gastrique, tandis qu'une diminution de la production peut entraîner des problèmes de digestion et un retard de la vidange gastrique.

Les nausées sont un autre symptôme fréquent accompagnant la tension psychique. En cas d'anxiété ou de forte nervosité, de nombreuses personnes éprouvent une sensation de lourdeur dans l'estomac ou des nausées soudaines qui surviennent sans cause physique apparente. Cette réaction est due au fait que le système nerveux autonome influence l'activité gastro-intestinale et peut modifier la mobilité de l'estomac. Dans certains cas, cela entraîne un ralentissement de la digestion, ce qui donne à l'estomac une sensation désagréable de plénitude, tandis que dans d'autres cas, il peut y avoir une activité intestinale excessive, qui se manifeste par sous la forme d'une envie soudaine d'aller à la selle ou de diarrhée.

La diarrhée est une autre réaction typique au stress qui peut s'expliquer par le lien étroit entre l'intestin et le système nerveux. Lorsque le corps est sous tension, la mobilité de l'intestin peut augmenter, ce qui permet aux selles d'être transportées plus rapidement à travers le tube digestif et de ne pas être suffisamment déshydratées. Cela entraîne une consistance plus molle ou liquide des selles, ce qui est souvent le cas dans les situations de stress aigu ou d'anxiété chronique. Les personnes particulièrement sensibles réagissent déjà à un faible stress psychique par une augmentation de l'activité intestinale, ce qui peut considérablement nuire à la qualité de vie.

Les ballonnements sont également une conséquence fréquente du stress, étant donné que la flore intestinale et la production de gaz digestifs sont étroitement liées au système nerveux. Le stress peut rendre les mouvements intestinaux irréguliers et affecter l'équilibre des bactéries dans l'intestin, ce qui entraîne une augmentation de la production de gaz. Les personnes souffrant de stress chronique signalent souvent une sensation de ballonnement ou de gonflement du ventre, même si elles n'ont pas apporté de changements à leur alimentation ou à leurs habitudes alimentaires.

Le syndrome du côlon irritable est l'un des exemples les plus connus d'interaction entre le psychisme et l'appareil digestif. De nombreuses personnes concernées font l'expérience d'une hypersensibilité de l'intestin à certains aliments ou facteurs externes, bien qu'aucune cause organique ne puisse être trouvée. Les symptômes, qui comprennent des douleurs abdominales, des diarrhées, de la constipation ou des ballonnements, apparaissent souvent dans des périodes de stress et s'améliorent dans des situations de détente. Les causes exactes du syndrome du côlon irritable ne sont pas totalement élucidées, mais on pense qu'une communication perturbée entre l'intestin et le cerveau ainsi qu'une modification du traitement de la douleur dans le système nerveux jouent un rôle. Le stress psychologique peut aggraver les symptômes, car le système nerveux végétatif reste dans un état de surexcitation et contrôle de manière irrégulière la fonction intestinale.

L'auto-observation consciente peut aider à distinguer les troubles digestifs psychosomatiques des maladies organiques. Des symptômes qui s'aggravent dans des situations de stress et s'atténuent dans des phases de détente indiquent souvent une cause psychosomatique. Un journal ciblé sur les symptômes et leur relation avec le stress psychique ou certains facteurs extérieurs peut fournir des indications précieuses pour savoir si les troubles sont aggravés par une tension émotionnelle.

Le lien étroit entre le psychisme et le système digestif montre que les troubles physiques ne sont pas toujours dus à une maladie structurelle mais qu'ils sont souvent influencés par des processus émotionnels . Le défi de l'autodiagnostic consiste à évaluer de manière réaliste ses propres symptômes et à faire la distinction entre les troubles inoffensifs liés au stress et les maladies organiques sérieuses. Une réflexion consciente sur les déclencheurs possibles, des techniques de relaxation pour réguler le système nerveux et une gestion ciblée du stress peuvent aider à soulager les symptômes et à rétablir l'équilibre du système digestif. Dans les cas où les troubles sont persistants ou s'accompagnent d'autres symptômes alarmants, un examen médical peut s'avérer nécessaire afin d'exclure d'éventuelles causes organiques.

4.8.3. Douleurs

Les douleurs sans cause organique apparente sont un phénomène fréquent qui, dans de nombreux cas, est lié à des processus psychosomatiques. Alors que la douleur est souvent interprétée comme un signal d'alarme d'une lésion physique, de nombreuses personnes concernées présentent des troubles persistants alors qu'aucune modification structurelle ou cause organique ne peut être trouvée. Le corps et le système nerveux sont en interaction constante avec les processus psychiques, ce qui fait que les charges émotionnelles, les sentiments refoulés et le stress chronique peuvent se manifester sous la forme de douleurs physiques. Ce type de douleur n'est en aucun cas imaginaire, mais résulte d'une altération du traitement de la douleur dans le cerveau ainsi que de tensions musculaires persistantes et d'une régulation perturbée du système nerveux végétatif.

Les douleurs chroniques, qui apparaissent sans cause physique apparente, touchent souvent le dos, la nuque ou les articulations. Le lien entre le stress émotionnel et les tensions musculaires a fait l'objet de nombreuses recherches et montre que le stress psychique peut augmenter inconsciemment la tension musculaire. Dans les situations de stress, le système nerveux autonome active le corps afin d'établir une disposition accrue à la performance. Cela entraîne une tension musculaire inconsciente, notamment au niveau de la nuque, des épaules et du bas du dos. Si cette tension musculaire persiste pendant une période prolongée, elle peut entraîner des douleurs, des restrictions de mouvement et une sensibilisation croissante du système de la douleur.

Les personnes souffrant de stress chronique, de conflits émotionnels ou de stress non géré, en particulier, font souvent état de douleurs persistantes ou récurrentes qui ne peuvent pas être expliquées par une cause physique claire. Ces douleurs peuvent être exacerbées par une mauvaise posture ou un manque d'exercice, ce qui entraîne souvent les personnes concernées dans un cercle vicieux de postures contraignantes et de durcissement musculaire supplémentaire. Les maux de dos qui semblent survenir sans raison apparente sont un exemple classique de troubles psychosomatiques. Les personnes concernées ressentent souvent des douleurs diffuses et migratoires qui ne peuvent pas être clairement localisées lors d'un examen physique et qui sont aggravées par le stress ou les charges émotionnelles.

Les douleurs cervicales et les céphalées de tension sont également des manifestations fréquentes de processus psychosomatiques. Une tension permanente des muscles de la nuque, provoquée par le stress ou les émotions, peut entraîner une sensation de raideur, des sensations de pression dans la tête ou des douleurs tiraillantes qui s'étendent jusqu'aux épaules et aux bras. Ces symptômes peuvent s'accompagner de vertiges, de bourdonnements d'oreille ou de troubles de la vision, car les muscles tendus peuvent affecter la circulation sanguine et les voies nerveuses dans la région du cou.

Les douleurs articulaires sans cause inflammatoire ou dégénérative sont également souvent liées à des processus psychosomatiques. De nombreuses personnes concernées se plaignent de douleurs articulaires itinérantes ou changeantes qui ne peuvent pas être clairement expliquées par des tests médicaux. Ces douleurs peuvent être dues à une tension musculaire inconsciente ou à une modification de la perception de la douleur. Le système nerveux des personnes soumises à un stress prolongé est souvent plus sensible aux stimuli douloureux, de sorte que même des efforts physiques ou des mouvements minimes sont perçus comme désagréables ou douloureux.

Les mécanismes qui se cachent derrière les douleurs psychosomatiques sont étroitement liés au fonctionnement du système nerveux et au traitement des stimuli de stress par le cerveau. Un stress émotionnel chronique maintient le cerveau dans un état d'alerte élevé. Cela a pour conséquence que les stimuli douloureux sont perçus plus intensément et que le corps est moins en mesure de réguler ces signaux. Les personnes soumises à un stress psychologique de longue durée développent souvent une sensibilité accrue à la douleur, même en l'absence de cause physique objective. Ce processus est appelé sensibilisation centrale et conduit les personnes concernées à ressentir la douleur de manière disproportionnée, car le système nerveux reste dans un état de surexcitation.

De nombreux patients souffrant de douleurs psychosomatiques cherchent longtemps une cause physique claire et subissent de nombreux examens médicaux qui ne permettent toutefois pas d'établir un diagnostic clair. L'incertitude quant à la cause de la douleur peut déclencher un stress supplémentaire qui ne fait qu'aggraver les symptômes. Dans certains cas, une fixation croissante sur la douleur se développe, ce qui renforce encore la sensation de douleur et nuit considérablement à la qualité de vie. Ce processus peut conduire les personnes concernées à éviter certains mouvements ou à adopter des postures de protection, ce qui augmente encore la tension musculaire.

Une auto-observation ciblée peut aider à mieux comprendre le lien entre le bien-être psychique et les symptômes physiques. Des douleurs qui s'intensifient dans les périodes de stress et s'atténuent dans les situations de détente sont souvent le signe que des facteurs émotionnels jouent un rôle essentiel. De nombreuses personnes concernées remarquent que leurs douleurs s'intensifient après des journées de travail stressantes, dans des situations sociales éprouvantes ou en cas de pression émotionnelle. L'influence de la qualité du sommeil, de l'alimentation et de l'activité physique peut également agir sur l'intensité de la douleur.

La confrontation consciente avec d'éventuelles charges émotionnelles, l'apprentissage de techniques de relaxation et l'exercice physique actif peuvent aider à soulager les douleurs psychosomatiques. Des techniques telles que la relaxation musculaire progressive, la méditation ou les exercices de respiration peuvent contribuer à réguler le système nerveux végétatif et à réduire les tensions musculaires. Une activité physique ciblée, notamment des formes d'exercice douces comme le yoga, la natation ou la marche, peut également aider à améliorer la circulation sanguine et à réduire la sensibilité à la douleur.

Le défi de l'autodiagnostic consiste à évaluer ses propres douleurs de manière réaliste, sans les dramatiser ni les ignorer. Les douleurs qui n'ont pas de cause organique n'en sont pas moins réelles et peuvent avoir des répercussions considérables sur la vie quotidienne . Une réflexion consciente sur les charges émotionnelles, les facteurs de stress et les tensions inconscientes peut aider à mieux comprendre la douleur et à prendre des mesures ciblées pour la soulager. Dans les cas où les douleurs persistent ou s'aggravent pendant une longue période, il peut être utile de procéder à un examen médical ou psychologique afin de traiter de manière ciblée les éventuelles causes physiques ou émotionnelles.

Les troubles psychosomatiques sont souvent loin d'être imaginaires ou moins réels que les maladies d'origine organique. Les interactions entre le corps et le psychisme sont profondément ancrées dans les mécanismes biologiques de l'être humain et ont une influence considérable sur la santé.

5. La liste de contrôle pour l'autodiagnostic

Un autodiagnostic structuré nécessite une approche minutieuse et méthodique afin d'identifier correctement les symptômes, d'évaluer les causes possibles et de faire la distinction entre les troubles bénins et les maladies graves. La liste de contrôle suivante offre un guide systématique pour observer consciemment les changements de santé et prendre une décision éclairée sur la marche à suivre.

a   Saisir précisément les symptômes

- Quand le symptôme est-il apparu pour la première fois ? Y a-t-il eu un déclencheur concret ou un changement dans l'environnement, l'alimentation ou le mode de vie ?
- À quelle fréquence le symptôme se manifeste-t-il ? Est-il ponctuel, récurrent ou permanent ?
- Quelle est l'intensité du symptôme ? Est-il légèrement perceptible, modérément prononcé ou très pénible ?
- Le symptôme a-t-il une évolution clairement identifiable ? S'aggrave-t-il au fil du temps, reste-t-il le même ou ne se manifeste-t-il que dans certaines situations ?
- Y a-t-il des symptômes concomitants qui pourraient être liés au symptôme principal ?

b. Reconnaître le lien temporel et les modèles

- Le symptôme se manifeste-t-il à certains moments de la journée ou dans des situations particulières, par exemple après un repas, après un effort physique ou pendant des phases de repos ?
- Le symptôme s'intensifie-t-il ou s'améliore-t-il en fonction d'influences extérieures telles que le stress, les changements météorologiques ou les aliments ?
- Y a-t-il déjà eu des troubles similaires dans le passé ? Ont-ils disparu d'eux-mêmes ou ont-ils été traités ?

c. Identifier les facteurs d'influence

- Y a-t-il eu des changements récents dans le mode de vie, par exemple dans l'alimentation, les habitudes de sommeil, l'activité physique ou les contraintes professionnelles ?
- Existe-t-il des maladies antérieures connues qui pourraient être liées aux symptômes ?
- Y a-t-il des antécédents familiaux de troubles similaires ou de maladies connues ?
- Prenez-vous des médicaments, des compléments alimentaires ou des préparations à base de plantes qui pourraient éventuellement provoquer des effets secondaires ou des interactions ?

d. Évaluation de l'urgence

- S'agit-il de symptômes soudains, très graves ou qui s'aggravent rapidement, qui pourraient indiquer une maladie grave ?
- Y a-t-il une altération des fonctions corporelles importantes telles que la respiration, la conscience, la fonction cardiovasculaire ou la capacité de mouvement ?
- Des signes d'alerte neurologiques tels que des engourdissements, des paralysies, des troubles de la vision, des problèmes d'élocution ou des vertiges apparaissent-ils ?
- Existe-t-il une forte fièvre persistante, une perte de poids involontaire ou une faiblesse inhabituelle qui n'est pas améliorée par le repos ou le sommeil ?
- Le bien-être général s'est-il sensiblement dégradé sur une longue période, sans explication apparente ?

e. Documentation pour une meilleure évaluation

- Les symptômes sont-ils régulièrement consignés par écrit ou sous forme numérique afin d'observer les changements au fil du temps ?
- Existe-t-il des enregistrements sur les déclencheurs possibles, les symptômes associés ou les mesures de soulagement qui pourraient fournir des indications sur la cause ?
- La tension artérielle, la glycémie, la température ou d'autres mesures pertinentes sont-elles régulièrement contrôlées et documentées ?

- Existe-t-il des images ou d'autres documentations visuelles des modifications de la peau, des gonflements ou d'autres anomalies extérieures ?

f.   Recherche d'informations et réflexion critique

- Des sources d'information fiables et scientifiquement fondées ont-elles été utilisées pour mieux cerner les causes possibles des symptômes ?
- A-t-on évité de se fier exclusivement à des recherches sur Internet ou à des portails de santé non vérifiés ?
- Existe-t-il d'autres explications du symptôme qui ont également été prises en considération avant de tirer une conclusion provisoire ?

g   Décider de la marche à suivre

- Les symptômes sont-ils clairement bénins et disparaissent-ils d'eux-mêmes ou avec des mesures simples comme le repos, une hydratation suffisante ou un changement d'alimentation ?
- Y a-t-il une incertitude sur la cause des troubles ou sur les risques éventuels pour la santé ?
- Un examen médical est-il nécessaire afin d'exclure une maladie grave ou de mettre en place un traitement ciblé ?
- Y a-t-il une urgence aiguë nécessitant une aide médicale immédiate, par exemple une détresse respiratoire soudaine, de fortes douleurs dans la poitrine, des défaillances neurologiques ou des réactions allergiques graves ?

Cette liste de contrôle peut aider à effectuer un autodiagnostic systématique et conscient. Elle ne remplace pas l'avis d'un professionnel de la santé, mais permet de mieux comprendre symptômes, de prendre des décisions éclairées sur son propre bien-être et, le cas échéant, de demander à temps un avis médical.

6. Instructions structurées pour une mise en œuvre correcte

La réalisation correcte d'un autodiagnostic requiert une approche structurée et consciente afin d'appréhender correctement les symptômes, de les analyser et de les interpréter de manière appropriée. La base de tout autodiagnostic fondé est une perception précise des symptômes, qui ne doit pas se baser uniquement sur le ressenti du moment, mais qui doit également tenir compte de leur évolution, de leur intensité et des facteurs d'influence possibles.

La première mesure consiste à décrire le symptôme le plus précisément possible. Pour cela, il est important de faire attention au moment où il est apparu pour la première fois, s'il est apparu soudainement ou progressivement, s'il s'intensifie ou s'atténue et s'il se modifie dans certaines situations. Les connaissances montrent que de nombreuses maladies présentent des modèles caractéristiques qui peuvent être identifiés par une auto-observation consciente. L'apparition de troubles à certains moments de la journée, à l'effort ou au repos peut fournir des indications importantes sur la cause sous-jacente. De même, la combinaison de différents symptômes peut fournir de précieuses informations sur la présence d'un trouble isolé ou sur le fait que le symptôme fait partie d'un processus pathologique plus large.

L'observation systématique nécessite une documentation continue afin de pouvoir suivre les changements sur une longue période. Les patients qui consignent leurs symptômes par écrit ou sous forme numérique peuvent souvent fournir des informations plus précises et objectives sur leurs troubles. La documentation ne doit pas se limiter à l'apparition du symptôme, mais doit également tenir compte des facteurs concomitants tels que l'alimentation, le sommeil, le niveau de stress, l'activité physique et la prise de médicaments. De nombreux symptômes dépendent de facteurs d'influence externes, de sorte qu'une réflexion consciente sur les déclencheurs potentiels et les conditions qui les renforcent ou les atténuent peut aider à faire une évaluation plus fondée.

Un autodiagnostic correct nécessite en outre une évaluation différenciée de l'intensité des symptômes et des restrictions qu'ils imposent dans la vie quotidienne. Les gens ont tendance soit à sous-estimer soit à surestimer les symptômes, en fonction de l'attention qu'ils y portent. Une évaluation réaliste de l'intensité peut être facilitée par une réflexion consciente, en comparant si le symptôme provoque effectivement une gêne significative ou s'il s'agit d'un désagrément passager qui pourrait s'atténuer de lui-même. La durée d'un symptôme est également un facteur déterminant de son importance. Un inconfort de courte durée qui disparaît spontanément en quelques jours est dans la plupart des cas sans gravité, alors que des symptômes persistants ou qui s'aggravent nécessitent un examen plus approfondi.

L'évaluation du degré d'urgence d'un symptôme est un autre élément essentiel de l'autodiagnostic. Il s'agit notamment de douleurs soudaines et intenses, de défaillances neurologiques, de modifications de la conscience, de difficultés respiratoires ou de troubles circulatoires importants. Les symptômes qui s'aggravent rapidement ou qui sont associés à d'autres signes alarmants nécessitent un examen médical immédiat. L'autodiagnostic ne doit donc pas être utilisé uniquement pour se rassurer ou pour confirmer une maladie déjà soupçonnée, mais comme un moyen de détecter rapidement les changements critiques et de demander un avis médical à temps.

La réalisation correcte d'un autodiagnostic présuppose une réflexion critique sur ses propres schémas de perception. Les gens ont tendance à rechercher des informations qui confirment ce qu'ils soupçonnent déjà, alors qu'ils ont tendance à occulter les explications alternatives. Cela peut conduire à une mauvaise interprétation des symptômes ou à une mise en relation erronée. Une approche différenciée nécessite donc de prendre en considération différentes causes possibles et de ne pas tirer de conclusion hâtive. Cela peut être facilité par l'utilisation de sources d'informations médicales fiables, en veillant à ce que les sources utilisées soient basées sur preuves scientifiques et ne soient pas influencées par des opinions subjectives ou des informations erronées.

6.2 Questions importantes sur l'auto-évaluation des symptômes

L'auto-évaluation des symptômes requiert une approche structurée et consciente afin de procéder à une évaluation réaliste de sa propre situation de santé. De nombreux symptômes peuvent avoir des causes aussi bien bénignes que graves Un questionnement ciblé peut aider à mieux cerner les symptômes, à identifier les facteurs d'influence et à déterminer l'urgence d'une éventuelle consultation médicale.

L'une des premières questions à poser lors de l'auto-évaluation des symptômes concerne le moment où ils sont apparus. L'observation précise de l'apparition soudaine ou progressive d'un symptôme peut fournir de précieux indices sur la cause sous-jacente. Les symptômes aigus et très prononcés qui apparaissent sans cause apparente sont souvent le signe de maladies graves, tandis que les symptômes qui se développent lentement sont plutôt liés à des troubles chroniques ou fonctionnels. Il est tout aussi important de savoir s'il y a eu un déclencheur concret pour le symptôme ou si celui-ci est apparu apparemment sans influence extérieure.

La question centrale suivante porte sur la fréquence et la durée du symptôme. Les symptômes qui ne se manifestent qu'occasionnellement sont souvent liés à certains facteurs externes ou internes, tandis que ceux qui persistent ou s'aggravent peuvent indiquer un problème de santé plus profond. Il est donc crucial de se demander si le symptôme est présent de manière continue, s'il revient à certains intervalles ou s'il s'intensifie dans certaines situations.

Un autre aspect essentiel de l'auto-évaluation concerne l'intensité du symptôme. Les gens ont tendance à percevoir la douleur ou l'inconfort de manière subjective et différente, d'où l'importance d'une réflexion consciente sur le fardeau réel du symptôme. Une question utile dans ce contexte est de savoir si le symptôme interfère avec les activités quotidiennes ou s'il ne constitue qu'un inconvénient passager. La différenciation consciente entre un léger malaise, une gêne moyenne et des symptômes très invalidants peut aider à faire une évaluation plus réaliste de la pertinence pour la santé.

Les symptômes associés jouent également un rôle essentiel dans l'auto-évaluation des symptômes. De nombreuses maladies se caractérisent par une combinaison de différents symptômes. Une question centrale est donc de savoir si le symptôme apparaît de manière isolée ou s'il est accompagné d'autres troubles qui indiquent éventuellement une cause commune. Il est particulièrement important d'observer si des signes d'alerte concomitants tels que fièvre, perte de poids, déficiences neurologiques ou difficultés respiratoires apparaissent et peuvent indiquer une maladie grave.

Un autre aspect important de l'auto-évaluation est la question des facteurs d'influence possibles. De nombreux symptômes sont renforcés ou atténués par des facteurs externes ou internes. Il est donc utile de se demander si le symptôme apparaît dans certaines conditions, comme après un repas, lors d'un effort physique, dans des situations de stress ou dans certaines conditions environnementales. De même, il est pertinent de se demander si le symptôme réagit à certaines mesures, comme le repos, l'exercice, l'hydratation ou un traitement médicamenteux. L'observation consciente de ces facteurs d'influence peut aider à se faire une idée plus précise de l'origine possible d'un trouble fonctionnel, d'une maladie organique ou d'un stress extérieur.

L'auto-évaluation des symptômes devrait également tenir compte des antécédents personnels de santé et des éventuelles maladies antérieures. Les maladies chroniques connues, les antécédents familiaux et les problèmes de santé antérieurs donnent des indications importantes sur l'importance des nouveaux symptômes. Une question utile dans ce contexte est de savoir s'il y a eu des troubles similaires dans le passé, comment ils ont évolué et s'ils ont déjà fait l'objet d'une évaluation médicale. Il est tout aussi important de réfléchir à la prise actuelle de médicaments, de compléments alimentaires ou d'autres mesures thérapeutiques susceptibles de provoquer des effets secondaires ou d'avoir un lien avec le symptôme.

La dernière question de l'auto-évaluation concerne l'urgence d'une consultation médicale. De nombreuses personnes demandent un avis médical trop tôt ou trop tard, car elles ont du mal à évaluer de manière réaliste l'importance de leurs symptômes. Une réflexion centrale devrait donc être de savoir si le symptôme semble anodin et peut éventuellement s'améliorer de lui-même ou s'il y a des signes d'une maladie grave qui nécessite un examen médical. Une auto-observation consciente, qui prend au sérieux les signaux d'alarme tout en évitant une inquiétude inutile, peut aider à prendre une décision éclairée sur la marche à suivre.

Une auto-évaluation structurée est une méthode précieuse qui permet de considérer les symptômes de manière différenciée et de procéder à une évaluation plus réaliste de sa propre situation de santé. Une réflexion consciente sur l'évolution, l'intensité, les symptômes associés et les facteurs d'influence possibles peut aider à distinguer les troubles bénins de ceux qui nécessitent un traitement. Le défi de l'autodiagnostic consiste à développer une vision équilibrée qui tienne compte à la fois d'une observation critique personnelle et de la nécessité d'un examen médical professionnel.

6.3 Comment évaluer de manière réaliste la gravité des symptômes

L'évaluation réaliste de la gravité des symptômes est un défi majeur de l'autodiagnostic, car la perception des symptômes est fortement influencée par des facteurs individuels. Une approche systématique peut aider à évaluer les symptômes de manière plus nuancée et à prendre une décision éclairée sur la nécessité d'un examen médical.

L'intensité de l'inconfort ou de la douleur ressentie est un facteur essentiel dans l'évaluation de la gravité des symptômes. Les personnes perçoivent la douleur ou d'autres troubles de manière très différente, en fonction des seuils de douleur individuels, de l'état émotionnel et de l'attention portée au symptôme. Une réflexion consciente sur la mesure dans laquelle le symptôme affecte réellement le fonctionnement quotidien peut aider à faire une évaluation plus réaliste. Des études montrent que les symptômes qui limitent considérablement les activités normales telles que la marche, le travail ou le sommeil sont plus susceptibles d'indiquer une cause sérieuse que les troubles qui sont perceptibles mais non gênants.

L'évolution d'un symptôme est un autre indicateur important de sa gravité. Les symptômes aigus et soudains, surtout s'ils sont très prononcés, représentent un risque plus élevé de maladie grave que les symptômes à évolution lente ou changeante. De nombreux troubles bénins s'améliorent spontanément en quelques heures ou jours, tandis que les maladies graves se manifestent souvent par une aggravation continue ou par l'apparition de nouveaux symptômes.

Les symptômes associés jouent un rôle essentiel dans l'évaluation de la gravité d'une maladie. Les symptômes qui apparaissent de manière isolée sont souvent plus bénins que les troubles qui s'accompagnent de signaux d'alerte supplémentaires. L'apparition simultanée de fièvre, d'altérations de la conscience, de difficultés respiratoires, de troubles de la vision, d'engourdissement ou de paralysie peut être le signe d'une maladie grave et nécessite un examen médical immédiat. De nombreuses maladies potentiellement mortelles se manifestent par une combinaison de plusieurs symptômes, c'est pourquoi il est important d'observer non seulement le symptôme principal, mais aussi les éventuels symptômes associés et de les prendre en compte dans l'évaluation.

La réaction du symptôme à des facteurs externes peut également donner des indications sur sa gravité. En revanche, les symptômes qui persistent indépendamment de toute influence extérieure ou qui s'aggravent dans toutes les conditions peuvent indiquer un trouble grave. Le moment de l'apparition peut également jouer un rôle. Les troubles qui surviennent exclusivement dans certaines situations, comme les brûlures d'estomac après un repas ou les douleurs dorsales après une longue position assise, peuvent souvent être attribués à des causes spécifiques non menaçantes, tandis que les symptômes qui apparaissent au repos complet ou pendant le sommeil sont potentiellement plus préoccupants.

La durée d'un symptôme est un autre facteur important pour évaluer sa gravité. De nombreux symptômes aigus, causés par des infections ou un stress temporaire, disparaissent en quelques jours ou semaines. Toutefois, les symptômes qui persistent pendant une longue période ou qui s'aggravent lentement peuvent être le signe d'une maladie chronique. En particulier, les troubles peu clairs qui persistent pendant plusieurs semaines doivent faire l'objet d'un examen médical, même en l'absence d'aggravation dramatique, afin d'exclure une maladie sous-jacente.

Les antécédents personnels et les facteurs de risque individuels jouent également un rôle important dans l'évaluation de la gravité des symptômes. Les personnes ayant des antécédents médicaux connus, des antécédents familiaux ou des restrictions de santé existantes présentent un risque plus élevé de développer certaines maladies, raison pour laquelle leurs symptômes devraient être évalués différemment de ceux des personnes en bonne santé. Les patients atteints de maladies chroniques ou dont le système immunitaire est affaibli devraient prendre les symptômes plus au sérieux, car ils présentent un risque accru de complications.

6.4 Quand un examen médical est indispensable

L'autodiagnostic peut être un outil précieux pour observer les symptômes, identifier des modèles et mieux évaluer son propre bien-être. L'autodiagnostic peut être un outil précieux pour observer les symptômes, identifier des schémas et mieux évaluer son propre bien-être.

Il existe toutefois des limites claires dans lesquelles un examen médical est indispensable. Alors que de nombreux troubles sont inoffensifs et disparaissent d'eux-mêmes, certains symptômes peuvent être le signe de maladies graves et nécessitent un examen médical rapide.

Il est essentiel de faire la distinction entre les désagréments passagers et les états potentiellement dangereux afin d'identifier à temps les risques pour la santé et de mettre en place le traitement adéquat.

L'apparition soudaine de douleurs intenses est un signal d'alarme du corps qu'il ne faut pas ignorer. Des douleurs aiguës et intenses, notamment dans la poitrine, la tête, l'abdomen ou les membres, peuvent indiquer des maladies graves telles qu'un infarctus du myocarde, une hémorragie cérébrale, une appendicite ou une thrombose veineuse profonde. Les douleurs, qui s'accompagnent d'un manque d'air, d'une faiblesse, d'une altération de la conscience ou de problèmes circulatoires, nécessitent un examen médical immédiat, car elles peuvent être le signe d'un trouble circulatoire aigu ou d'un état mettant la vie en danger.

Les symptômes neurologiques tels que l'engourdissement soudain, la paralysie, les troubles de la vision ou les problèmes d'élocution sont d'autres signaux d'alarme qui nécessitent un examen médical immédiat. De tels symptômes peuvent être des indices d'une lésion aiguë du système nerveux, par exemple suite à un accident vasculaire cérébral, une hémorragie cérébrale ou une infection grave du système nerveux central.

Des symptômes persistants ou progressifs, qui s'aggravent au fil des jours ou des semaines, sont une autre raison de consulter un médecin. De nombreuses maladies chroniques débutent de manière insidieuse et ne se manifestent que progressivement. La fatigue, la perte de poids involontaire, la fièvre récurrente ou les douleurs inexpliquées qui ne peuvent pas être soulagées par des mesures simples peuvent être le signe de maladies organiques ou systémiques graves.

Des changements soudains de conscience, une forte confusion, des évanouissements ou une détérioration mentale frappante sont d'autres symptômes qui doivent faire l'objet d'un examen médical immédiat. De tels troubles indiquent de graves troubles circulatoires, des maladies neurologiques, des dérapages métaboliques ou des réactions toxiques. Les évanouissements accompagnés de palpitations, de douleurs thoraciques ou de difficultés respiratoires sont le signe d'un trouble cardiovasculaire grave qui doit être traité immédiatement.

Un essoufflement sévère, qui survient soudainement ou s'intensifie au repos, est un autre signe d'une maladie potentiellement mortelle. Une détresse respiratoire aiguë est le signe d'une maladie cardiovasculaire, d'une embolie pulmonaire, d'une réaction allergique ou d'une infection grave comme une pneumonie. Une détresse respiratoire accompagnée d'une respiration sifflante, d'une coloration bleutée de la peau ou d'un gonflement du visage est une urgence médicale qui doit être traitée immédiatement.

Des problèmes digestifs persistants, accompagnés de fortes douleurs, de sang dans les selles, de vomissements ou d'une perte de poids involontaire, nécessitent également un examen médical. Des troubles persistants dans le tractus gastro-intestinal sont des indices de maladies inflammatoires chroniques, d'infections ou même de modifications malignes.

Des lésions cutanées inhabituelles qui ne guérissent pas, qui s'agrandissent ou qui saignent sont d'autres symptômes qui doivent être examinés par un médecin. Les modifications cutanées inhabituelles sont des indices de maladies dermatologiques ou de tumeurs malignes. En particulier, les lésions cutanées asymétriques, aux limites irrégulières ou changeantes sont le signe d'un cancer de la peau qui doit être diagnostiqué à un stade précoce.

Les réactions allergiques soudaines accompagnées de gonflements, de difficultés respiratoires, de problèmes circulatoires ou d'éruptions cutanées constituent une urgence médicale qui doit être traitée immédiatement. Une réaction anaphylactique peut entraîner en peu de temps une défaillance circulatoire mettant la vie en danger.

D'une manière générale, un examen médical est indispensable lorsque les symptômes apparaissent soudainement, sont très prononcés, s'aggravent ou s'accompagnent d'autres signaux d'alerte. Le défi de l'autodiagnostic est d'évaluer de manière réaliste ses propres symptômes, de demander un examen médical à temps et de prendre ainsi une décision éclairée sur la marche à suivre.

7. Le bon usage des informations médicales

7.1 Comment distinguer les informations sérieuses sur la santé des informations erronées

L'utilisation d'informations médicales nécessite une évaluation approfondie des sources afin de pouvoir distinguer les informations sérieuses sur la santé des informations erronées. À une époque où l'Internet est utilisé comme principale source d'informations médicales, le risque de tomber sur des informations erronées peu fiables, voire dangereuses, augmente. Il est essentiel, en particulier pour les patients qui cherchent à s'auto-diagnostiquer, d'examiner d'un œil critique l'origine et la fiabilité des informations sur la santé.

La première condition pour évaluer une source médicale est d'identifier l'éditeur ou l'auteur de l'information. Les institutions scientifiques et médicales, les universités, les hôpitaux ou les revues spécialisées reconnues fournissent généralement des informations fondées et vérifiées. En revanche, les blogs personnels, les forums ou les médias sociaux sont souvent des sources d'affirmations subjectives et non vérifiées. Même si les témoignages personnels sont intéressants pour de nombreuses personnes, ils ne remplacent pas les preuves scientifiques.

Un autre critère important est la vérification des références et des sources indiquées. Les informations médicales de qualité s'appuient sur des études cliniques, des méta-analyses ou des articles vérifiés scientifiquement. Des références manquantes ou imprécises sont un indice fort d'un manque de fiabilité. Il convient en outre de vérifier si les informations présentées correspondent aux connaissances scientifiques actuelles. Étant donné que les connaissances médicales évoluent en permanence, il se peut que d'anciens articles ou études ne soient plus d'actualité ou aient été contredits par des recherches plus récentes.

Le langage et la présentation des informations jouent également un rôle décisif. Les articles médicaux sérieux se distinguent par une présentation factuelle, neutre et basée sur des faits. Les titres sensationnalistes qui font des promesses de guérison sans fondement scientifique ou qui attisent la peur sont souvent les caractéristiques de sources d'information peu sérieuses. Un scepticisme particulier est de mise pour les contenus qui font la promotion de méthodes de traitement alternatives ou prétendument révolutionnaires sans preuve scientifique.

La vérification des intérêts financiers derrière une information médicale est un autre élément essentiel. De nombreux fournisseurs commerciaux utilisent des thèmes médicaux pour promouvoir certains produits ou services. La publicité et les intérêts commerciaux peuvent influencer considérablement la neutralité d'une information . Les patients devraient donc examiner d'un œil critique si une source d'information est indépendante ou si elle poursuit éventuellement des intérêts commerciaux.

Un indicateur important du sérieux d'une information médicale est la possibilité de vérification par des experts. Les sociétés médicales et les autorités sanitaires nationales fournissent des informations vérifiées, dont l'exactitude a été contrôlée par des experts. De même, les sites web disposant de certifications ou de labels de qualité d'organisations médicales spécialisées offrent une plus grande fiabilité que les contenus anonymes ou non vérifiables.

Enfin, il est très important de comparer différentes sources. Une seule source d'information ne devrait jamais être le seul critère de décision pour un autodiagnostic médical. En se référant à différentes sources indépendantes les unes des autres et scientifiquement fondées, les patients peuvent se faire une idée plus objective et plus complète.

La capacité à distinguer les informations de santé sérieuses des informations erronées requiert un esprit critique et la prise en compte de plusieurs facteurs. La source de l'information, le fondement scientifique, le langage et la présentation, les éventuels intérêts économiques ainsi que la possibilité de vérification par des experts sont des critères essentiels. Dans le domaine de l'autodiagnostic en particulier, il est essentiel de s'appuyer sur des informations fondées et fiables sur afin d'éviter les erreurs de jugement et de créer une base solide pour les décisions médicales ultérieures.

7.2 Le rôle de la recherche sur Internet, des applications médicales et des vérificateurs de symptômes en ligne

L'avancée de la numérisation a conduit les patients à recourir de plus en plus à des outils numériques pour s'informer sur les problèmes de santé et poser eux-mêmes d'éventuels diagnostics. La disponibilité de sources d'informations médicales sur Internet, le développement d'applications de santé pour les terminaux mobiles ainsi que la diffusion de contrôleurs de symptômes en ligne ont fondamentalement modifié le comportement de nombreuses personnes vis-à-vis de leur santé. Ces outils numériques permettent d'obtenir des informations à bas seuil, peuvent être consultés à tout moment et promettent une évaluation rapide des problèmes de santé, sans qu'un contact direct avec un professionnel de la santé ne soit nécessaire.

Internet offre une quantité presque illimitée d'informations sur des sujets médicaux. Des articles scientifiques, des forums spécialisés, des blogs, des témoignages et des bases de données en ligne permettent aux utilisateurs de se pencher en profondeur sur les symptômes, les tableaux cliniques et les possibilités de traitement. La qualité et la fiabilité de ces informations sont toutefois très variables. Alors que des plateformes médicales réputées et des autorités sanitaires nationales fournissent des contenus solides et fondés sur des preuves, il existe également de nombreuses sources peu sérieuses qui diffusent des informations erronées ou des contenus insuffisamment vérifiés. Le défi pour les patients consiste à faire la distinction entre les informations fiables et celles qui sont trompeuses, ce qui est souvent difficile sans connaissances médicales.

Les applications médicales pour smartphones et tablettes sont de plus en plus conçues pour fournir aux utilisateurs une première orientation en cas de problèmes de santé. Ces applications utilisent des algorithmes pour comparer les symptômes avec des pathologies connues et fournir aux utilisateurs des recommandations sur la nécessité ou non de consulter un médecin. Certaines de ces applications offrent en outre des fonctions telles que la documentation des symptômes sur une longue période, l'analyse des données de santé individuelles ou le rappel de la prise de médicaments. Les applications particulièrement avancées intègrent l'intelligence artificielle afin de faire des suggestions personnalisées et d'identifier des modèles dans les données de santé des utilisateurs. La fiabilité de ces programmes dépend toutefois fortement de la base de données sous-jacente, des algorithmes utilisés et de la mise à jour continue des informations médicales. Alors que certaines applications ont été validées par des études scientifiques, il existe également une multitude d'applications de qualité douteuse et dont la base de données n'est pas claire.

Les vérificateurs de symptômes en ligne sont des programmes spéciaux qui permettent d'entrer des symptômes et d'en déterminer une cause possible. Ils sont basés sur des algorithmes qui récupèrent les connaissances médicales sous une forme structurée et proposent des diagnostics possibles sur la base de probabilités. L'utilisation de tels systèmes est particulièrement répandue chez les personnes qui souhaitent s'informer avant de consulter un médecin ou qui souhaitent peut-être même l'éviter. Le principal problème de ces programmes réside dans leur précision limitée et dans le fait qu'ils ne tiennent souvent pas compte des facteurs individuels qui sont importants pour un diagnostic différencié. Les symptômes peuvent avoir de multiples causes et il n'est pas possible d'établir un diagnostic fiable avec certitude sans un examen médical ou des mesures de diagnostic plus poussées. En outre, les utilisateurs risquent d'être déstabilisés par les informations reçues ou de s'auto-diagnostiquer de manière erronée, ce qui peut entraîner des réactions inappropriées ou des retards dans les soins médicaux.

La numérisation a indéniablement contribué à rendre les connaissances médicales accessibles à une large population. Cela peut avoir pour conséquence que les patients se rendent à un entretien médical plus informés, posent des questions plus ciblées et gèrent leur santé de manière plus consciente. Parallèlement, l'utilisation autonome d'outils de diagnostic numériques comporte le risque que des informations erronées conduisent à une mauvaise évaluation de son propre état de santé. Le défi consiste à développer les offres numériques de manière à ce qu'elles offrent un soutien fiable, sans pour autant sous-estimer la nécessité d'un examen médical. Le développement futur des technologies médicales et l'intégration de l'intelligence artificielle pourraient contribuer à améliorer la précision de ces systèmes et à fournir aux patients une base de décision plus solide. Il reste néanmoins essentiel que les professionnels de la santé continuent à jouer un rôle central dans le diagnostic et le traitement des maladies afin de garantir des soins de santé adéquats.

7.3 Pourquoi les rapports d'expérience et les avis de profanes sont souvent trompeurs

De nos jours, les témoignages et les opinions de profanes sont de plus en plus considérés comme une source d'information précieuse, notamment lorsqu'il s'agit de questions de santé et de diagnostics médicaux. Internet offre une multitude de plates-formes sur lesquelles les gens décrivent leurs expériences personnelles, parlent de leurs symptômes et partagent leurs expériences individuelles avec certaines maladies et traitements. Si ces témoignages peuvent apporter un réconfort et une orientation à de nombreuses personnes concernées , ils posent souvent de sérieux problèmes qui peuvent conduire à des conclusions trompeuses et compliquer considérablement le processus d'autodiagnostic professionnel.

Un problème central réside dans le fait que les rapports d'expérience sont généralement subjectifs et influencés par les perceptions individuelles. Chaque personne ressent les symptômes différemment et les décrit d'une manière qui est influencée par ses sensations personnelles, ses seuils de douleur individuels et sa propre histoire de vie. Cela peut conduire à ce qu'une plainte anodine soit perçue comme grave ou, à l'inverse, à ce qu'une maladie grave soit sous-estimée. A cela s'ajoute le fait que la mémoire humaine est sujette à l'erreur. Les gens ont tendance à modifier les événements après coup, à exagérer certains détails ou à en occulter complètement d'autres. Il en résulte des distorsions qui peuvent fortement compromettre l'objectivité des rapports.

Un autre problème majeur réside dans le fait que les rapports d'expérience sont souvent basés sur des connaissances médicales insuffisantes. Même si une personne s'intéresse de près à une maladie donnée, elle ne dispose généralement pas des connaissances nécessaires pour procéder à une évaluation fondée et différenciée. Les diagnostics médicaux nécessitent une analyse complète qui ne repose pas uniquement sur l'expérience personnelle, mais qui présuppose également une connaissance précise des relations physiologiques, biochimiques et pathologiques. Les profanes passent souvent à côté de diagnostics différentiels importants, confondent les symptômes et tirent des conclusions hâtives qui conduisent bien souvent à des hypothèses erronées.

De plus, le problème est renforcé par le fait que les gens ont tendance à s'orienter surtout vers des rapports extraordinaires ou particulièrement dramatiques. Dans les forums en ligne, les réseaux sociaux et les plateformes d'expérience, de tels rapports reçoivent souvent une attention particulière parce qu'ils sont chargés émotionnellement et suscitent de fortes réactions. Il en résulte que des cas isolés, qui ne sont peut-être pas du tout représentatifs, acquièrent une importance disproportionnée. Il en résulte une image déformée de certaines maladies ou méthodes de traitement, qui ne correspond pas à la réalité médicale. Les personnes qui se basent sur de tels rapports pour s'autodiagnostiquer risquent de se laisser influencer par les récits les plus spectaculaires ou les plus effrayants, au lieu de procéder à une observation objective et différenciée.

De plus, les avis des profanes sont souvent marqués par des informations erronées et des malentendus. Dans les forums médicaux non professionnels circulent souvent des informations inexactes, voire fausses, qui sont reprises et diffusées par d'autres utilisateurs sans aucun esprit critique. Des interprétations erronées d'études médicales, des demi-vérités sur le mode d'action de certains médicaments ou thérapies et la diffusion de mythes sur certaines maladies contribuent à la propagation rapide d'informations erronées. Les personnes qui se fient à de telles informations erronées ou incomplètes peuvent facilement tirer des conclusions erronées et se tromper ainsi considérablement dans leur autodiagnostic.

Un autre aspect essentiel est le fait que les témoignages ne sont généralement pas enregistrés de manière systématique et ne fournissent donc pas de données scientifiques fiables. Alors que les études médicales sont soumises à des critères méthodologiques stricts afin de minimiser les distorsions et de permettre des conclusions solides, les témoignages ne sont ni standardisés ni vérifiables. Ils ne sont soumis à aucune collecte systématique de données, à aucun contrôle par des experts indépendants et à aucune analyse scientifique. Cela signifie qu'ils ne constituent pas une base solide pour des décisions diagnostiques ou thérapeutiques et qu'ils doivent être considérés avec la plus grande prudence.

Un risque important réside en outre dans le fait que la lecture de témoignages peut attiser les craintes ou susciter de faux espoirs. Les personnes confrontées à certains symptômes et à la recherche d'informations se trouvent souvent dans une situation de vulnérabilité émotionnelle. Elles sont particulièrement sensibles aux descriptions dramatiques et peuvent facilement se laisser influencer par celles-ci. Cela peut conduire à ce que les personnes concernées développent des inquiétudes inutiles, se persuadent d'une maladie grave ou, à l'inverse, retardent un examen médical nécessaire parce qu'elles se laissent bercer dans une fausse sécurité par une expérience positive d'un autre utilisateur. Dans les deux cas, cela peut avoir de graves conséquences sur la santé.

7.4 Les meilleures sources scientifiques pour des informations de santé fondées

Les sources scientifiques auxquelles il convient de se référer pour étudier de manière approfondie l'autodiagnostic professionnel des maladies par les patients peuvent être classées en différentes catégories, chacune offrant des perspectives différentes sur le sujet.

Les revues médicales de haut niveau, qui fonctionnent sur une base d'évaluation rigoureuse par les pairs et publient des études qui sont méthodologiquement valides et scientifiquement reconnues, constituent la base la plus importante pour des informations de santé solides. Les publications internationales axées sur le diagnostic clinique, la médecine fondée sur les preuves et le comportement des patients sont particulièrement pertinentes, car elles contiennent un large éventail de connaissances scientifiquement fondées. Les bases de données scientifiques telles que la plateforme de publication médicale mondialement reconnue, gérée par différentes institutions académiques et organisations gouvernementales, offrent une multitude d'études de grande qualité sur les diagnostics, les processus décisionnels des patients et la précision des autodiagnostics par rapport aux résultats des médecins.

Outre les revues médicales classiques, il existe des organisations scientifiques qui publient régulièrement des rapports et des méta-analyses sur différents aspects du diagnostic médical et de l'autonomie des patients. Il s'agit notamment d'instituts de recherche universitaires qui s'intéressent aux processus décisionnels dans le domaine de la santé, ainsi que d'instituts qui s'occupent spécifiquement de l'évaluation des informations sur la santé du point de vue des patients et des profanes. Ces organisations étudient dans quelle mesure les patients sont capables d'interpréter correctement les symptômes et de prendre les mesures appropriées. Ils analysent également le rôle que jouent les sources de santé numériques et les technologies lorsque les patients tentent d'établir un diagnostic préliminaire de leurs symptômes.

Les études épidémiologiques, qui s'intéressent à la fréquence et à la répartition des maladies au sein de certains groupes de population, constituent un autre domaine essentiel de la recherche scientifique. Ces études sont particulièrement pertinentes, car elles montrent quels symptômes sont plus fréquents et quelle est la probabilité que les patients souffrant de certains troubles soient atteints d'une certaine maladie. Cela permet de créer une base pour les probabilités de diagnostic, qui peuvent à leur tour influencer l'évaluation de sa propre situation de santé. La recherche épidémiologique fournit donc des valeurs de référence importantes pour les patients qui s'auto-diagnostiquent, en décrivant les modèles typiques de maladies et en influençant ainsi la prise de décision.

Un autre domaine de recherche essentiel concerne la dimension psychologique et cognitive de l'autodiagnostic. Les travaux scientifiques dans les domaines de la psychologie de la santé, de l'économie comportementale et des neurosciences cognitives s'intéressent à la manière dont les personnes traitent les informations lorsqu'elles tentent de détecter une maladie chez elles. Ces recherches montrent que de nombreux patients ont tendance soit à sous-estimer les symptômes, soit à les surinterpréter, en fonction des mécanismes psychologiques qui influencent leur prise de décision. Les recherches portant sur la perception de l'incertitude dans l'établissement d'un diagnostic et sur la manière dont les gens gèrent les informations contradictoires sont particulièrement pertinentes. De telles connaissances sont essentielles pour évaluer la qualité et la fiabilité des autodiagnostics d'un point de vue psychologique.

Le rôle des plateformes de santé numériques a pris de l'importance ces dernières années. De nombreux patients utilisent désormais des sources Internet pour classer leurs symptômes et rechercher d'éventuels diagnostics. Des analyses scientifiques de ces plates-formes montrent que leur qualité et leur fiabilité varient considérablement. Il existe des portails de santé numériques reconnus, gérés par des sociétés médicales et fournissant des informations basées sur des preuves. Toutefois, il existe également de nombreuses sources peu sérieuses qui diffusent des informations erronées et peuvent amener les patients à tirer de fausses conclusions. Des études scientifiques ont montré que même les outils de diagnostic numériques de haute qualité ne peuvent pas toujours égaler la précision des diagnostics médicaux, ce qui indique qu'un autodiagnostic fondé devrait être basé sur une combinaison de plusieurs sources valides.

Un aspect décisif souvent examiné dans les études scientifiques est la comparabilité des autodiagnostics avec les diagnostics médicaux. Il existe à ce sujet de nombreuses études qui analysent dans quelle mesure les patients interprètent leurs propres symptômes et avec quel taux de réussite ils établissent un diagnostic correct. Ces études montrent que dans certains domaines de la médecine, il y a une forte concordance, alors que dans d'autres domaines, le taux d'erreur est significativement plus élevé. Il apparaît notamment que les patients ont souvent du mal à identifier la bonne maladie lorsque les symptômes sont complexes ou ambigus. Les études portant sur la précision diagnostique des profanes par rapport aux médecins fournissent des informations importantes sur les facteurs qui favorisent ou compliquent l'autodiagnostic.

Une autre branche de la recherche s'intéresse à la prise de décision médicale dans le contexte de la compétence en matière de santé. Les recherches scientifiques montrent que la capacité à comprendre et à interpréter correctement les informations médicales a une influence considérable sur la réussite d'un autodiagnostic. Les patients ayant une meilleure culture sanitaire sont plus à même d'utiliser des informations valides provenant de sources scientifiques et d'évaluer de manière réaliste leur propre situation sanitaire. Parallèlement, certaines études montrent que de nombreuses personnes ont des difficultés à faire la distinction entre les informations de santé fiables et celles qui ne le sont pas. Il en résulte que les informations erronées jouent un rôle considérable dans l'autodiagnostic et peuvent favoriser des décisions potentiellement néfastes pour la santé.

Les connaissances scientifiques sur l'autodiagnostic sont également recueillies dans le cadre de grandes études sur la santé qui examinent l'impact des décisions des patients sur la santé publique. De telles études examinent dans quelle mesure les patients qui établissent leur propre diagnostic sont plus enclins à se soigner eux-mêmes ou à demander une aide médicale. Ces recherches sont essentielles pour comprendre si les autodiagnostics contribuent à rendre les soins de santé plus efficaces ou s'ils sont plus susceptibles de retarder le traitement médical. Les résultats de ces études ont des implications importantes pour le système de santé et indiquent quelles mesures doivent être prises pour améliorer la qualité de l'autodiagnostic.

Un autre domaine scientifique pertinent pour l'étude de l'autodiagnostic professionnel des maladies par les patients concerne les innovations technologiques et leur impact sur l'établissement des diagnostics. L'intelligence artificielle et l'apprentissage automatique jouent un rôle de plus en plus important dans le diagnostic médical et offrent le potentiel d'améliorer considérablement la précision des autodiagnostics. Des études scientifiques ont montré que certains systèmes de diagnostic basés sur l'intelligence artificielle peuvent déjà concurrencer les médecins dans certains domaines. Cela ouvre de nouvelles possibilités pour les patients d'obtenir des diagnostics valables sans devoir obligatoirement consulter un médecin. Toutefois, les analyses scientifiques indiquent que la qualité de ces systèmes dépend fortement de la nature des données et des algorithmes sous-jacents, de sorte qu'une évaluation minutieuse de leur fiabilité reste nécessaire.

La recherche scientifique sur l'autodiagnostic est un domaine interdisciplinaire qui combine les connaissances de la médecine, de la psychologie, de l'informatique, de l'économie de la santé et de l'étude du comportement. Par conséquent, les meilleures sources scientifiques d'informations fondées sur la santé proviennent d'un large éventail de disciplines et comprennent des revues médicales, des études épidémiologiques, des analyses psychologiques, des évaluations technologiques et des études économiques sur la santé. Une étude approfondie de l'autodiagnostic professionnel par les patients doit donc s'appuyer sur une large base de connaissances scientifiques afin de fournir une image réaliste et fondée de ce sujet complexe.

8. Auto-diagnostic et consultation d'un médecin

L'autodiagnostic permet aux patients d'observer systématiquement leurs symptômes et de procéder à des évaluations initiales. Un autodiagnostic fondé nécessite l'utilisation de sources médicales fiables et une évaluation critique de sa propre perception. Une documentation structurée des symptômes peut améliorer la précision de l'autodiagnostic. Les plateformes de santé numériques offrent un soutien, mais ne remplacent pas l'évaluation médicale.

Le passage de l'autodiagnostic à la consultation médicale nécessite une décision consciente. Un rôle de patient bien préparé améliore la qualité des soins médicaux. La documentation des symptômes, la prise en compte des antécédents médicaux et la formulation ciblée de questions facilitent le diagnostic médical. Les patients qui participent activement à l'entretien comprennent mieux leur maladie et prennent des décisions plus éclairées en matière de santé.

Après la visite chez le médecin, il est important d'appliquer soigneusement les instructions médicales et de clarifier les points qui ne sont pas clairs. Les patients bien informés présentent une meilleure adhésion au traitement et obtiennent de meilleurs résultats en matière de santé. La combinaison d'un autodiagnostic réfléchi, d'une préparation ciblée et d'une communication ouverte avec le médecin contribue à prendre une décision médicale fondée et à gérer sa santé de manière optimale.